AF401184

CLINIQUE THERMALE D'AX

PAR

M. le docteur DRESCH

Médecin consultant aux eaux d'Ax,
Président de la Société Ariégeoise des sciences, lettres et arts,
Membre correspondant de la Société balnéologique d'Odessa,
De la Société d'Hydrologie médicale de Paris,
De la Société de médecine de Toulouse.

(1ᵉʳ fascicule)

FOIX

GADRAT AINÉ

Bistour, 22

PARIS

J.-B. BAILLIÈRE, ÉDITEUR

Rue Hautefeuille, 19

1903

CLINIQUE THERMALE D'AX

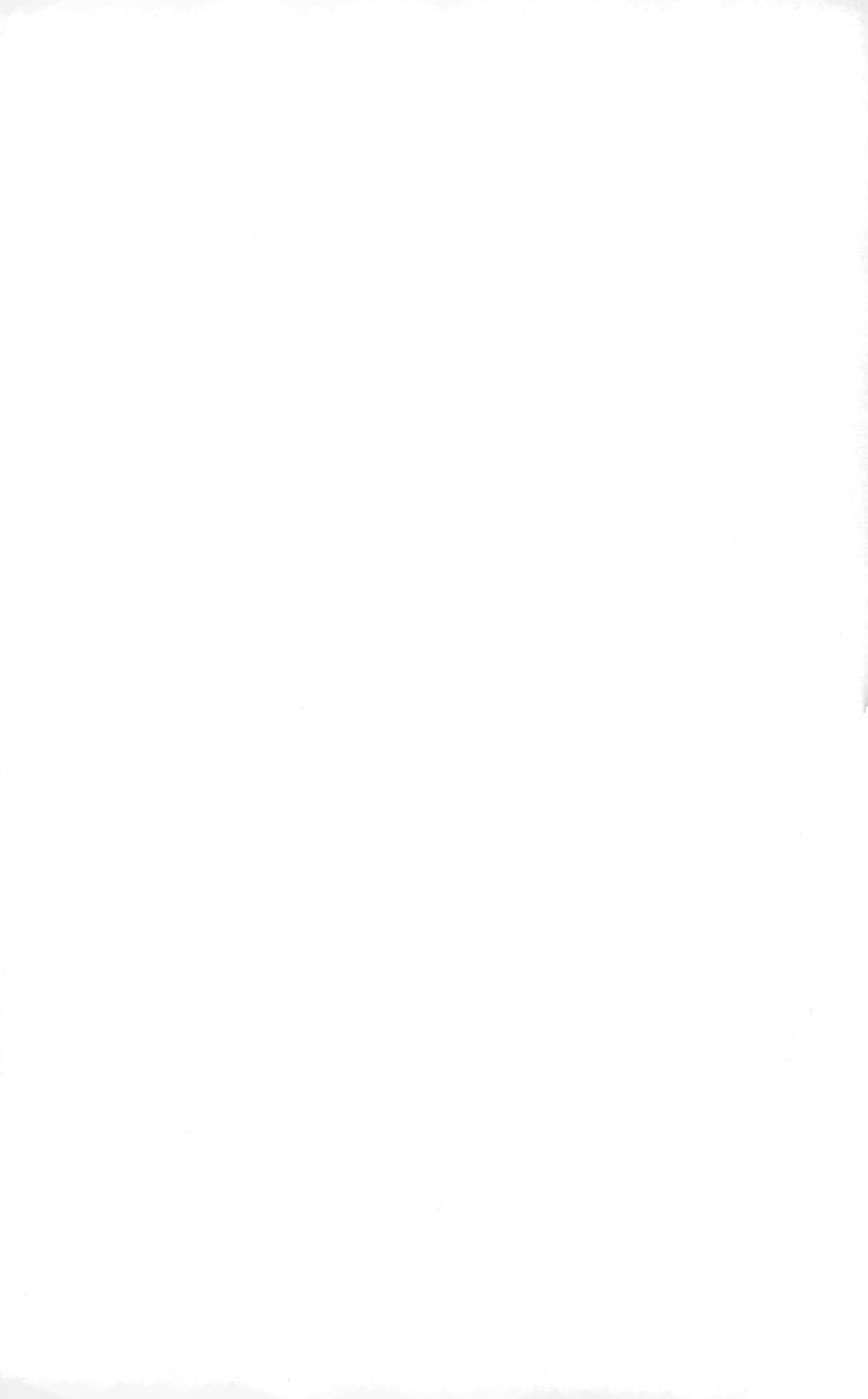

CLINIQUE THERMALE D'AX

PAR

M. le docteur DRESCH

Médecin consultant aux eaux d'Ax,
Président de la Société Ariégeoise des sciences, lettres et arts,
Membre correspondant de la Société balnéologique d'Odessa,
De la Société d'Hydrologie médicale de Paris,
De la Société de médecine de Toulouse.

(1ᵉʳ fascicule)

FOIX | PARIS

IMPRIMERIE GADRAT AÎNÉ | J.-B. BAILLIÈRE, ÉDITEUR
Rue de la Bistour, 22 | Rue Hautefeuille, 19

1903

INTRODUCTION

En publiant ce premier recueil d'observations cliniques je n'ai pas eu la prétention de montrer toutes
les indications thérapeutiques que peuvent remplir
les Eaux d'Ax, avec un résultat qu'il semblera
difficile d'obtenir meilleur. Par la variété même
des cas, groupés dans ce fascicule alors qu'ils étaient
isolés dans le journal de la station où ils furent,
tout d'abord, publiés, on s'apercevra que je ne
cherche guère à fixer ce qu'on est convenu d'appeler
la *spécialisation* d'une station.

Certes, la *spécialisation* est chose très désirable,
très utile à une station en même temps que très
commode pour les médecins. Leur devoir n'est-il
point de diriger, en temps voulu, leurs clients vers
une ville d'eaux dont les propriétés thérapeutiques
sont vraiment adéquates aux indications du moment ? Si le médecin apprécie très bien l'opportunité d'une cure thermale, on peut cependant lui
reprocher, quelquefois, de la trop considérer comme
ultima ratio et d'attendre même d'avoir la main
forcée par le client. Sa réclamation équivaut alors

à un reproche tacite puisqu'il n'a pas été guéri par les moyens ordinaires. C'est en même temps, pour lui, une sorte d'évasion vis à vis de son médecin ; aussi, ce dernier ne devrait pas se laisser devancer, s'il ne veut pas être amoindri.

Si un certain nombre de stations thermales ont habitué le corps médical à des indications tellement précises qu'elles en deviennent presque exclusives, c'est bien plutôt à notre connaissance très imparfaite de l'hydrologie qu'elles sont redevables de cette supériorité qu'à leur valeur propre. Un facteur qui a son importance est la publicité intensive à laquelle elles ont habitué le corps médical. En outre, les actions médicinales de certains groupes d'eaux ont l'avantage d'être mieux connues ou mieux acceptées, telles celles des eaux alcalines, chlorurées, sulfatées ou magnésiennes. Pour la sélection à faire des malades à envoyer aux Eaux sulfureuses, l'embarras devient plus grand, peut-être, parce que l'agrégat minéralisateur paraît plus petit, voire même incertain. On ne tient pas assez compte de la *dynamisation de l'eau minérale,* capable à elle seule d'impressionner les déviations du *dynamisme vital.* (A. Robin). La clinique thermale des Eaux sulfureuses, n'a pas changé. La détermination de leur *opportunité thérapeutique* reste immanente. Les Eaux sulfureuses continuent à guérir ce qu'elles guérissaient jadis ; leurs indications, multiples, restent toujours les mêmes, en dépit des autres groupes d'eaux venues plus récemment à la notoriété et à la fortune. Les doctrines médicales, elles, ont changé, si la clinique est restée immuable. Tour à tour elles ont accusé la médication thermale sulfureuse de n'avoir que des effets superficiels, simplement périphériques ou, par une contradiction singulière, d'être pourvue d'une activité même redoutable. Bien entendu, cette excommunication mineure s'exerçait au détriment des eaux sulfureuses, mais, en même temps, au bénéfice de nouvelles stations dont la valeur et la supériorité restaient encore à démontrer, avec le suprême avantage de la nouveauté.

Dans le groupe, vraiment unique, des stations thermales sulfureuses des Pyrénées, qui forme un clavier à la fois si puissant et si varié, celles qui n'offrent, pour ainsi dire, qu'une note, profitent mieux du bénéfice incontestable de la spécialisation. Le corps médical paraît assez bien fixé sur les indications des Eaux Bonnes, de Barèges, de St-Sauveur. La difficulté devient beaucoup plus grande, dès que la station présente la pluralité des indications de la médication sulfureuse, car celles-ci sont très nombreuses et, de plus, elles sont loin d'avoir été définitivement fixées. Beaucoup de médecins perdent ainsi de vue toutes les applications thérapeutiques dont sont susceptibles les stations à sources très variées, telles que Cauterets, Luchon, Ax, qui sont les trois types les plus complets et les mieux nuancés du traitement thermo-minéral sulfureux.

Il est évident qu'avec un plus grand nombre de sources, dont les thermalités si diverses sont le plus sûr garant d'activités graduables, que seul le médecin sur lieux peut juger et dispenser, on est en droit de réclamer pour ces stations privilégiées une multiplicité d'indications thérapeutiques qui nous éloigne beaucoup de la spécialisation vainement réclamée, ou comme le dit le professeur A. Robin, d'une bonne détermination d'opportunité thérapeutique. Pour ces stations, l'embarras du médecin, non hydrologue, doit être encore plus grand et le médecin d'eaux thermales doit lui venir en aide en lui fournissant des documents avec lesquels il peut, seulement alors, se familiariser avec toutes les ressources que nous offre la médication thermale sulfureuse. Dans le clavier Pyrénéen, Ax présente une triple gamme *thermale, alcaline* et *sulfureuse* aussi parfaite que possible avec quelques notes supplémentaires qui ne se retrouvent probablement nulle part ailleurs. Cette réunion de filons thermaux, agrégés d'une façon si remarquable, justifie et explique un très grand nombre d'applications médicinales.

La lecture des quelques observations qui suivent permettra de se faire une idée, simplement approximative, de la puissance d'action des Eaux d'Ax, en même temps que de la grande variété d'indications thérapeutiques qui paraîtront bien justifiées. On se rendra compte que la plupart des états diathésiques, peuvent être avantageusement traitées par les Eaux d'Ax. On pourrait synthétiser l'ensemble de leurs indications sous cette rubrique : Maladies de nutrition ; États diathésiques : Infections, intoxications, microbisme. Dans son rapport à l'Académie de médecine (avril 1902), le Dr Gauchery, docteur ès-sciences, stagiaire des Eaux minérales, n'a pas hésité à conclure ainsi son travail sur les Eaux d'Ax : *Tout ce qui est balnéable peut y être traité.* Cette proposition d'un médecin désintéressé dans la question ne nous paraît pas excessive. Elle est depuis longtemps exprimée dans notre *Traité complet des Eaux d'Ax.*

Octobre 1902.

I

Eczéma et impetigo

Juillet 1898. Enfant X. âgée de 2 ans est soignée
par le Dr Larroux, de Castelnaudary. La mère, d'un
blond vénitien, très anémique et lymphatique n'a pu
nourrir son enfant qui est encore allaitée par une
nourrice brune et de belle apparence. Dès les premiers mois de sa naissance survinrent ce qu'on est
convenu d'appeler des croutes laiteuses, qu'on
appelle aussi gourmes et qui sont constituées par
des mélanges plus ou moins purs d'eczema et d'impétigo, affections vésiculeuses, suintantes et aussi
pustuleuses et crouteuses, surtout au cuir chevelu.
Tous les traitements usités, en pareil cas, ont été
essayés. En désespoir de cause, on fit appel aux
lumières de spécialistes de grande ville. Rien n'y fit.
Il y eut quelques accalmies, mais surtout des exacer-
bations et quand l'enfant nous fut présenté, l'état
était aussi peu satisfaisant que possible. La dermatite
suintante occupe tout le pourtour du cou et la portion
supérieure du dos et de la poitrine, tous les plis
fessiers et inguinaux et la partie interne des cuisses.
Toute la tête est couverte de croutes impetigineuses.
La région lombaire est complètement parsemée de
pyodermites. Les démangeaisons sont très vives ;
malgré toutes les précautions possibles, l'enfant ne

cesse de se gratter et l'agitation est continuelle. Le sommeil est mauvais, toujours entrecoupé par le prurit. L'enfant ne se fait pas, il reste très maigre, avec des fonctions gastro-intestinales viciées et caractérisées par des selles fréquentes et vertes. La nourrice quoique robuste est très fatiguée, passant de mauvaises nuits. Ses avant bras et la poitrine sont parsemés de pustules, résultant d'inoculations des pyodermites du nourrisson. Nous réglons le régime de la nourrice et du nourrisson, et des pansements quelque peu variés, d'ailleurs, pour la tête, pour le cou, pour les aînes et pour les lombes, par des topiques très peu actifs mais indispensables, qu'on appliquera à la sortie des bains sédatifs du Couloubret (Pilhes et Gourguette).

Bien entendu, nous combattons les selles vertes par les moyens ordinaires et une antisepsie légère de l'estomac et de l'intestin. Tous les jours, l'enfant prend un bain avec sa nourrice dont nous traitons également les pyodermites par des pansements antiseptiques. Au bout d'une semaine, l'amélioration est déjà évidente et l'état général plus satisfaisant. Nous continuons le même traitement et les pansements. occlusifs, après les bains, sont faits avec une rigueur d'autant plus grande que l'enfant est plus calme et dérange moins l'appareil. L'enfant se transforme à vue d'œil. L'intertrigo si rebelle des aînes et des cuisses sèche d'abord ainsi que les pustules lombaires. Les démangeaisons ne sont plus qu'un souvenir après 15 bains et les selles sont normales. L'enfant se transforme à vue d'œil et engraisse. Nous ajoutons au lait, d'ailleurs abondant de la nourrice, mais vieux, une nourriture en rapport avec l'âge et l'état de la peau. L'enfant prend 25 bains et part, peut-on dire, guérie. Quelques pansements supplémentaires et l'impétigo capitis sera complètement liquidé. La mère part d'autant plus ravie qu'elle n'était venue que pour prendre l'air et qu'elle n'espérait pas qu'un traitement thermal put être appliqué à son enfant.

On m'objectera qu'une partie du succès de cette cure est due aux pansements, aux topiques, aux médicaments employés. Mais je ferai observer que, sans succès aucun, l'enfant était soignée depuis un an et demi par un praticien consciencieux et un spécialiste et que tous les médicaments usités, en pareille occurence, avaient été utilisés sans avantage aucun. Le facteur intervenu, et qui a triomphé c'est certainement la balnéation qui, si elle avait été employée, à contre temps, aurait risqué de faire le plus grand mal à la dermatose, ce qui aurait retenti sur la santé générale de l'enfant, d'une façon très défavorable. Loin de là, la peau a été calmée, le système nerveux également, la nutrition viciée a repris son physiologisme et l'enfant très amaigri, est parti dans un état d'enbompoint satisfaisant.

J'ai reçu au mois de mai des nouvelles de cette fillette. Le sevrage s'est effectué sans encombre, la peau est dans un parfait état et la santé générale de l'enfant ne laisse rien à désirer.

II

Coxalgie rhumatismale (?)

25 juillet 1899. M. X., 40 ans, habitant Bordeaux,
nous est adressé par le Dr Duvignaud. Employé de
commerce, il vit dans des bureaux peu aérés et assez
humides. Il est porteur d'une fiche rédigée par
le Dr Massy, après présentation du malade à la
Société de Médecine de Bordeaux. C'est de cette
fiche que nous tirons les renseignements et les antécédents que nous donnons. Plusieurs blennorrhagies
compliquées de rhumatisme spécifique et d'hydrar-
throses rebelles aux genoux. Syphilis à 30 ans, assez
bien soignée, mais sans cures thermales. Peu à peu
survient affaiblissement dans les membres inférieurs
qui se complique d'hydrarthrose à demeure dans le
genou droit. Depuis un an apparaissent des phénomènes douloureux assez obscurs dans l'articulation
coxo-fémorale gauche ; survenant sur l'affaiblissement depuis longtemps observé dans les membres inférieurs ils compliquent singulièrement la situation.
La Société de Médecine est cependant d'avis qu'il
ne s'agit que d'un état rhumatismal chronique chez
un ancien infecté de gonococcie et de syphilis et que
l'appareil ligamenteux et synovial de l'articulation
coxo-fémorale est seule intéressée. Etat général mé-
diocre. Le malade marche péniblement avec deux

crosses, à la façon d'un coxalgique, doublé d'un parésique. Le Dr Massy a électrisé le malade sans grand succès.

Nous instituons tout d'abord le traitement avec le bain Astrié, suivi de la douche Tivoli. Il boit de l'Eau Bleue. Au bout d'une dizaine de jours, le malade supporte très bien le traitement ; trouvant son état général meilleur, nous l'envoyons à la grande douche et. tous les deux jours, aux bains Viguerie. Nous complétons le traitement par des séances de massage après la douche, faisant insister sur les masses lombaires, les muscles des membres inférieurs et les mouvements passifs des articulations assez raides des pieds, des genoux et des hanches. Le malade se repose quatre à cinq jours de tout traitement au bout de vingt jours et trouvant une amélioration notable dans son état, consent à poursuivre la cure pendant quinze jours, pendant lesquels nous ajoutons l'étuve générale en caisse tous les trois jours. La nutrition s'est relevée dans des proportions notables, se traduisant par de véritables débâcles d'acide urique. Le malade fait des promenades assez longues muni d'une simple canne à bec de corbin. Ses jambes sont plus solides, mais, surtout, les genoux et la hanche malade ont bénéficié dans des proportions que le malade apprécie fort.

Le malade nous a écrit plus tard que l'amélioration s'est maintenue et même accentuée après la cure.

III

Hémichorée grave

2 août 1898. M. X. 16 ans, nous est adressé par
M. le Dr Aussilloux, de Narbonne, pour hémichorée
grave. Du côté paternel, comme du côté maternel, il
y a des antécédents arthritiques et névropatiques.
La mère est déformée par le rhumatisme chronique
avec aggravation de tics aussi variés que continuels.
Le fils d'une intelligence vive, travaille beaucoup,
dans un établissement scolaire de ville maritime, par
conséquent, vit dans un milieu humide. Fin mai
1898, il est pris de rhumatisme polyarticulaire, traité
par les moyens ordinaires, sous la direction éclairée
de médecins compétents. Sans intervalle aucun, les
douleurs sont remplacées par des mouvements choréiques, de plus en plus forts, et limités à tout le côté
gauche. Il est ramené dans sa famille et c'est alors
que le Dr Aussilloux lui donne ses soins. Ici, j'espère,
on ne peut nier l'origine rhumatismale de la chorée.
La réaction de l'organisme s'est successivement tra-
duite par deux modalités très variées, mais pour nous,
ainsi que nous l'avons dit et répété, dans nos divers
travaux sur la chorée, ces modalités réactionnelles
variées sont équivalentes. De même que dans les
sciences physiques, il y a ce qu'on a appelé l'équiva-
lence des forces, il y a lieu d'admettre, en biologie,

les équivalents pathogènes, en corrélation avec des réactions diverses (symptômes ou syndrômes) mais équivalentes. Il y a, également, des équivalents thérapeutiques qui sont susceptibles d'être utilisés pour des modalités pathologiques diverses, mais dont le processus pathogène est commun.

Dans l'observation présente, ce qui pourrait paraître comme une pure conception de l'esprit, apparaît avec la rigueur mathématique d'un fait ; les douleurs, réaction première de l'organisme contre le principe infectieux qu'est le rhumatisme, vont s'éteignant, pour être remplacées par cette modalité réactionnelle ou d'auto défense nouvelle qu'est le mouvement choréique. Sans doute, il faut tenir compte du terrain, de la prédisposition, des antécédents héréditaires, qui influent sur la forme des maladies que nous contractons, mais le principe infectieux, le germe pathogène qu'est le rhumatisme, est indéniable. Sans être épidémique et contagieux comme le typhus ou la variole, le rhumatisme peut apparaître, de temps en temps, sous forme d'épidémie et se propager par contagion. Dans son intéressant travail sur le traitement hydrominéral du rhumatisme, en 1868, le Dr Auphan parle d'une épidémie de rhumatisme articulaire aigu qui eut lieu à Lézat, en 1866. Depuis les nouvelles doctrines sur les maladies infectieuses, les recueils de médecine publient, de temps en temps, des observations démonstratives de la contagiosité possible du rhumatisme aigu. Si les jointures sont, le plus souvent, les organes de décharge des toxines du rhumatisme, comme les pointes servent aux décharges électriques, d'autres organes peuvent également servir d'accumulateurs de toxines et manifester leurs décharges éliminatrices du poison par une symptômatologie variable, suivant le système récepteur. Des éléments nouveaux peuvent intervenir pour faire éclater des manifestations morbides quelque peu insolites, tels que l'irritabilité particulière ou le physiologisme amoindri ou excessif de certains groupes de cellules ou appareils organiques. Ceux-ci peuvent, à l'occasion, servir de substratum anatomique à des modalités pathologiques auxquelles ils ne paraissent pas primitivement destinés. Des surmenages spéciaux, peuvent également créer ce qu'on est convenu d'appeler l'imminence morbide et le *locus minoris resistentiæ*. On comprend ainsi que successivement, le germe pathogène du rhumatisme soit provocateur de douleurs de jointures et de mouvements choréiques comme, dans d'autres circonstances, il suscitera une crise d'asthme, de lithiase biliaire ou rénale, un œdeme, un prurit, une dermatose, une phlébite, suivant l'état toxinhémique, diathesique antérieur de l'individu, suivant que le foie, le rein, la peau, l'intestin, les vaisseaux ou plusieurs appareils à la fois seront en état de moindre fonctionnement et se laisseront plus facilement envahir par les germes ou leurs sécrétions toxiques.

Quand M. X. arriva à Ax, il était encore à l'état d'hyperchorée. Il ne pouvait marcher sans l'aide d'un bras puissant; certains muscles sont parésiés. L'agitation était continue et si les fonctions digestives étaient assez actives, le sommeil était mauvais et il fallait l'assurer par de puissants sédatifs. Nous commençames par les bains les plus faiblement sulfureux du Couloubret et, suivant notre méthode, nous donnâmes, pendant quelques jours 2 à 3 grammes de salicylate de soude dans un verre d'*Eau Bleue*, gazéfiée par les Comprimés de Vichy. Sans être aussi sévère qu'en dehors de la cure thermale, le régime du malade fut très rigoureusement ordonné et suivi. L'amélioration se produisit peu à peu, et nous permit de donner des douches tièdes suivies dans le lit de massage général et de gymnastique suédoise, celle-ci consistant surtout à obliger les muscles choréiques à faire des mouvements rythmés. En même temps sudations et séjour prolongé dans le lit. Au bout de 35 jours de traitement, le jeune homme part infiniment calmé mais affaibli. De retour chez lui, rehaussement considérable dans les mouvements choréiques, véritable retour d'état aigu. Cette aggravation dure une quizaine de jours, puis le calme se rétablit à miracle et, ainsi que je l'avais promis à ce jeune homme très studieux, il peut en octobre, reprendre ses études scolaires. Par exemple, il abandonne le bord de la mer pour Toulouse, suivant le conseil que j'avais donné. L'année se passe, sans le moindre incident et M. X. revient cette année ayant passé ses examens et complètement transformé, superbe et bien équilibré. Il suit un traitement ordinaire par une série de bains et termine par les douches. Il fait de grandes promenades à pied et à cheval sans la moindre fatigue.

J'observe, en terminant, que la recrudescence momentanée, *post-thermale*, des mouvements choréiques, comme la recrudescence des douleurs ou d'un eczema, comme une poussée du foie ou des reins, ne doit nullement inquiéter. Sans être la règle, cette modalité de guérison s'observe, assez souvent; il semble même que le résultat est plus définitif, en pareil cas. Les médecins de Néris ont depuis longtemps appelé l'attention sur cette sorte de poussée post-thermale, que j'ai également observée chez plusieurs clients après leur saison d'Ax.

Août 1900. M. X. revient faire une saison. Etat général excellent. Il a présenté encore une poussée de chorée, au printemps dernier, mais très légère. Il suit une cure d'autant plus légère que son amour de l'alpinisme l'entraîne à faire des courses de montagnes, même excessives, sans inconvénient. *Quantum mutatus !*

IV

Rhumatisme chronique rebelle, Coxalgie, Phlébite, Eczema, Amyotrophie.

17 juillet 1893. Madame X... nous est adressée par M. le Dr Soueix, de Saint-Girons. Femme de 49 ans, encore réglée, c'est une lymphatique, pléthorique abdominale, polysarcique, pesant plus de 100 kilos. Les antécédents morbides ne présentent pas grand chose à signaler. Grossesses multiples. Santé généralement bonne, a toujours mené une vie active comme aubergiste. Pas d'alcoolisme. A été prise, pour la première fois, cette année, en mars 1893, de douleurs dans l'articulation coxo fémorale gauche, puis, successivement, dans celle du genou et du pied du même côté. Ces douleurs avaient été quelque peu précédées de douleurs lombaires en ceinture avec irradiations névralgiques dans les membres inférieurs. Plaques très prurigineuses d'eczema aux épaules, aux reins, aux poignets qui ont précédé les douleurs et n'ont pas été éteintes par les nouveaux symptômes. Quand nous voyons la malade, l'impotence est complète. La cuisse gauche est fléchie sur l'abdomen, la jambe sur la cuisse. Le membre est cyanosé avec température plus basse que l'autre côté. Léger œdème perimalléolaire persistant, mais ayant existé sur tout le membre. Il y a eu phlébite du membre,

incontestablement. Amyotrophie très appréciable des masses musculaires des fesses et de la cuisse, phénomènes paresiques des membres inférieurs, avec diminution des reflexes.

La malade qui est obligée de se faire porter, prend le bain hyposulfité du Modèle suivi de la douche Tivoli hyperthermale sur les membres inférieurs. Elle boit de l'eau alcaline après la douche et comme boisson. Repos au lit. Pointes de feu légères, fréquement renouvelées et en variant l'emplacemeut sur les articulations de la cuisse et du genou. Laxatifs fréquents.

Au bout de quelques jours la coloration asphyxique du membre diminue, la chaleur se relève et une circulation meilleure se révèle par la disparition de l'œdème perimalléolaire. L'empatement périarticulaire et les douleurs s'apaisent dans le genou et dans la hanche, sous l'action bienfaisante de ce massage incomparable d'une douche chaude, à faible pression d'une durée de 15 minutes. Tout le traitement se passe avec la douche Tivoli. Elle eut été incapable de supporter la grande douche et, d'ailleurs, les phénomènes quelque peu aigus de l'arrivée et la phlébite antérieure contr'indiquaient un choc quelque peu violent. Il est même très délicat, en médecine thermale, d'apprécier à quel moment peut être institué le traitement thermal des phlébites. On n'est même pas encore d'accord sur la durée de l'immobilisation. S'il ne faut rien exagérer au point de vue de cette durée, tout le monde est d'accord pour comprendre que rien n'est plus délicat à entreprendre que la cure thermale des phlébites, d'ailleurs si utile. Ici phénomènes presqu'encore à l'état d'acuité, phlébites, processus meningo-medullaire, tout était réuni pour rendre prudent dans la cure et modeste dans les résultats.

Malgré tout et malgré ce qu'on pourrait appeler le minimum du traitement, le résultat fut appréciable. Quand cette malade partit après 3o jours de traitement, la teinte cyanosée du membre était redevenue

normale. Les mouvements étaient faciles, l'extension
du membre était complète. Elle allait aisément au
bain avec des béquilles et marchait dans l'appartement avec une canne.

L'année suivante, l'amélioration s'était maintenue.
Elle marche avec une simple canne. Les grandes
douches sont ordonnées et bien supportées. Plus
traces de phlébite. La claudication qui est définitive,
malgré tout, est légère. La malade continue à alléger
son poids de plus de 100 kilos avec une canne ou
une forte ombrelle. Le résultat est aussi complet que
possible.

La malade revient, tous les ans, à Ax. Il n'y a plus
eu de rechute. Elle reste dans le même état.
L'eczema est guéri.

V

Syphilis maligne précoce

5 août 1897. Le Dr Balzer, médecin de l'hôpital Saint-Louis, nous adresse M. X... âgé de 36 ans, avec ce diagnostic : *ulcères serpigineux aux jambes, de nature spécifique*. M. X... est rentré du Sénégal à Paris, porteur de cette affection qui empêche presque complètement la marche — il faut deux crosses pour marcher très péniblement. En outre, l'état général est excessivement mauvais, complété par l'impaludisme et l'anémie des pays chauds. M. X... a tout à fait l'habitus d'un phtisique avec un périmètre thoracique complètement insuffisant. L'examen de la capacité respiratoire, avec le spiromètre, est très défavorable. L'accident primaire a passé complètement inaperçu ; les premiers médecins ont complètement méconnu la nature des accidents actuels qu'ils ont mis sur le compte d'ulcères malins et plus ou moins spéciaux au Soudan, d'où arrive le malade. C'est en désespoir de cause, qu'il est fait appel à la sagacité de l'éminent médecin de St-Louis, qui n'hésite pas à diagnostiquer : *syphilides malignes précoces*, chez un sujet non traité et ne présentant d'ailleurs aucune résistance à une infection quelconque. Le Dr Balzer conseille un traitement spécifique aussi intensif qu'il est possible, étant donné la

détérioration de l'individu. Pour permettre de mettre le malade dans les meilleures conditions et le plus vite possible, le Dr Balzer conseille une cure a Ax, au double point de vue climatérique et balnéothérapique. Dans la lettre qu'il nous envoie, il entend que le traitement hydrargirique soit, rigoureusement, continué. Le Dr Balzer n'ignorait pas, que dans la généralité des cas, nous préférons que la cure thermale succède au traitement pharmaceutique, ainsi que nous l'avons préconisé dans deux communications, que l'Académie de Médecine a bien voulu approuver, en les récompensant. Mais ici, pas d'hésitation possible. Il n'y avait pas une minute à perdre, en présence d'un terrain vierge de traitement et déjà en proie au tertiarisme.

Nous instituons un traitement thermal des plus bénins pour commencer : un Bain *Boulié*, deux verres d'eau *Bleue*, un verre d'eau du Coustou. Au bout de 5 bains, nous modifions complètement le traitement et du bain le plus doux, sans transition, nous mettons M. X... au *Viguerie*, qu'il supporte d'ailleurs admirablement. Les personnes qui ont lu notre travail sur l'*Emploi des Eaux sulfureuses dans le traitement normal de la syphilis*, s'étonneront un peu de cette ordonnance de Bains *Viguerie*, au lieu du Bain *Fort* du Modèle, du *Mystère* ou du *Fontan*, bains éliminateurs de toxines et de toxiques, par leur richesse en hyposulfites et en silicates. Mais je ferai observer que, dans l'espèce, il fallait avant tout, remonter un organisme en état complet de déchéance, par faiblesse native, anémie paludéenne, syphilis maligne. En outre, il n'y avait pas à éliminer Hg. dont il fallait d'abord saturer le malade. Après avoir constaté combien M. X... supportait bien le bain *Viguerie*, nous ajoutons une toute petite chose au traitement général, un traitement local pour activer la réparation des vastes ulcérations serpigineuses qui tiennent le tiers inférieur et interne des deux jambes et descendent sur le cou de pied et le pied même. Nous faisons administrer la douche locale, dont nous augmentons peu à peu la pression, avec grands ménagements, car cette douche sur cette plaie cause au malade une souffrance atroce, qui le fait pleurer, bien qu'il soit aussi énergique au moral qu'il est physiquement débile. Ces contrastes se trouvent souvent. La douche locale est donnée avant le bain, car le bain calme l'excitation de la douche, d'ailleurs plus thermale. A la sortie du bain, le malade applique le pansement prescrit par le Dr Balzer, complément du traitement général. On peut dire que le traitement fait merveille. Chaque jour, peut-on dire, la physionomie des ulcérations s'améliore, par réveil de la vitalité des tissus. L'état général se comporte comme l'état local, malgré une absorption intensive de Hg. Au bout de vingt jours, les ulcérations sont, pour ainsi dire, cicatrisées et la douche locale est donnée après le bain, car elle ne provoque plus de douleurs. Ce mode de massage, le seul utilisable dans l'espèce, a en même temps endormi la sensibilité et réveillé la vitalité des parties malades. M. X... marche, à volonté, et sans crosses. Il part après 42 jours de séjour, complètement guéri, dans un état de santé qu'il n'avait, pour ainsi dire, jamais connu. Au mois d'octobre, j'eus l'avantage de voir l'éminent médecin de Saint-Louis, lequel, entre parenthèse, n'est pas systématiquement partisan des cures thermales sulfuréuses comme complément des traitements par Hg. Il nous a déclaré que le résultat obtenu, si complet, chez son client, l'avait véritablement émerveillé.

VI

Syphilis maligne tardive

16 août 1898. M. X. 28 ans, habitant l'Aude, nous est adressé par le Dr Rigail de Carcassonne. D'un tempérament à prédominance lymphatique, il est pour le moment porteur sur la partie interne de la jambe gauche d'une vaste gomme ulcérée que les pansements les plus méthodiques, le repos tout au moins relatif et un traitement mixte intensif par Hg et KI, n'arrivent pas à modifier. Il y a des mois que l'ulcération persiste sans grande modification et, c'est en désespoir de cause, que M. X. est envoyé aux Eaux d'Ax. Ici, ce n'est plus comme dans l'observation précédente à un sujet vierge de traitements qu'on a affaire. Les accidents primitifs remontent à loin. Il a suivi des traitements multipliés. Il s'est marié, il a deux enfants qui ne présentent rien d'anormal, en dehors d'un lymphatisme qui n'a rien d'excessif; M. X. nous arrive assez fatigué comme état général et il est bien entendu qu'il va se repóser de tout traitement spécifique et user seulement de la cure thermale.

Il prend, tous les jours, deux bains à l'établissement Modèle, le bain dit *hyposulfité* et le *Fort*, tous deux alimentés par la *Grosse sulfureuse*. L'avantage de cette source sulfureuse, la plus sulfureuse de la

station, c'est sa décomposition rapide en sulfites
alcalins et sa teneur en silicates. Je n'ai pas besoin
de rappeler que c'est grâce au sulfite et hyposulfite
alcalin, que s'exerce, principalement, l'action antitoxique et antitoxinienne du traitement sulfureux.
La *Grosse sulfureuse* est donc surtout indiquée dans
les traitements que j'appelle *intercalaires* de la syphilis, car, ainsi que l'a établi le professeur Garrigou,
c'est la plus riche des Pyrénées, en sulfites. J'ajoute
que c'est en outre la plus silicatée. Un bain *Fort* du
Modèle ne contient pas moins de 37 grammes de
silicates et, dans sa récente étude sur l'*Emploi thérapeutique des silicates alcalins*, le professeur Jules
Félix, de l'Université nouvelle de Bruxelles, a rap-
pelé l'attention du monde médical sur l'action dépu-
rative et antiseptique des Eaux silicatées. M. X.
poursuit donc une partie de sa cure au Modèle, au
point de vue surtout antidiathésique. Il la complète
par le bain *Viguerie*, avec douche locale. Malgré les
douleurs très aiguës provoquées par la douche,
M. X. persiste, car il constate tous les jours que les
bords de la plaie, anfractueux et décollés s'avivent
et que le fond bourgeonne, indice d'une prochaine
réparation. Quand M. X., un peu pressé par ses
affaires, quitte la station, la cicatrisation n'est pas
encore complète, mais un mois s'était à peine écoulé
que M. X. m'appelait à Toulouse me faire constater
sa complète guérison. Une cicatrice solide, gaufrée,
caractéristique des vieilles gommes suppurées rem-
plaçait avec avantage le vaste ulcère dont n'avait pu
venir à bout le traitement mixte le plus intensif et
les pansements méthodiques avec les topiques usités
en pareil cas.

Cette observation fait bien le pendant de la précédente, avec laquelle elle présente cependant des
différences qu'il est bon de rappeler. Dans ce dernier
cas, syphilis de moyenne gravité, avec traitements
suffisants par Hg et KI. Au bout de neuf ans, apparition d'un accident tertiaire sérieux que ne peut
arriver à guérir le traitement général et local le plus

méthodique. Le traitement sulfureux, tout seul, fait ce que n'avait pu obtenir la médication spécifique. C'est bien au traitement sulfureux seul, chez un sujet d'ailleurs largement mercurialisé, que doit être rapporté l'honneur de la cure. Dans la précédente observation, le traitement mercuriel a été combiné avec la cure thermale. Dans ce cas, il n'y avait pas la moindre hésitation à avoir sur l'opportunité de combiner les deux médications, vu l'état du sujet. Mais ce n'est pas à Hg que doit être surtout rapporté l'honneur de la cure, car, quelle que soit l'opinion que l'on ait de l'action des sulfureux sur les mercuriaux, l'action curatrice de ceux-ci n'est nullement exaltée par ceux-là. Pour nous, pris, même à plusieurs heures d'intervalle, nous comprenons S comme correctif de Hg bien plutôt que comme adjuvant, car l'organisme ne peut arriver à être imprégné de Hg par élimination trop rapide de celui-ci. Les médecins Luchonnais, d'il y a 25 ans, triomphaient, en montrant que grâce à leur buvette du *Pré*, leurs clients supportaient sans broncher des doses énormes de mercure. Il n'y avait qu'un malheur et un bonheur, le plus souvent. Grâce à l'ingestion *simultanée* de Hg et d'eau sulfureuse, le mercure, quelle que soit la préparation employée, — dans l'espèce, c'était le plus souvent du sublimé — passait à l'état de sulfure, absolument *insoluble* et *inerte*. Dans l'observation précédente, nous n'avions pas le choix des moyens, il fallait agir vite, mercurialiser au plutôt et remonter un organisme défaillant, en plus qu'éveiller la vitalité de tissus livrés au phagédénisme. La médication sulfureuse a été l'agent actif de la cure ; sans elle, le sujet n'aurait pu supporter le traitement spécifique, sans elle, livré à lui même, il n'était pas en état de triompher d'un processus nécrotique qui envahissait, de plus en plus, ses membres inférieurs. Le soufre a montré une fois de plus l'agent antidiathésique qu'il est parce qu'*eutrophique*.

VII

Lymphisme. — Rhinite hypertrophique.

19 août 1896. — X. 11 ans, Tulle. Cet enfant nous arrive avec la rubrique banale : lymphatisme, prend souvent mal à la gorge et s'enrhume tous les hivers. En dehors des maladies ordinaires de l'enfance telles que rougeole et varicelle, cet enfant a présenté quelques manifestations cutanées sans importance, quelques crises de laryngite striduleuse (faux croup). En poussant l'interrogatoire sur les premières voies respiratoires, nous apprenons qu'il a des coryzas fréquents. Sa voix est, suivant l'expression consacrée, *blanche*, c'est-à-dire sans résonnance ; il parle nègre, prononçant très incomplètement les r et les n. L'enfant est bouche bée, ronfle la nuit et a souvent des cauchemars, qui ont été, à diverses reprises, jusqu'aux terreurs nocturnes. Enfin, il y a une certaine dureté de l'ouïe qui avait passé jusqu'ici inaperçue ou avait été mise sur le compte de l'inattention et de l'étourderie. Il se plaint d'avoir la tête lourde et malgré des indices positifs d'une intelligence réelle, les parents prétendent qu'il a l'esprit peu éveillé, l'enfant suivant mal les classes diverses par lesquelles il a déjà passé. Le diagnostic pouvait être fait, à coup sûr, sans autre examen. C'était évidemment un adénoïdien. La rhinoscopie anté-

rieure, nous révèle une hypertrophie notable des cornets inférieurs que la rhinoscopie postérieure nous montre déborder notablement dans le *cavum*. Celui-ci est également tapissé de végétations adénoidiennes nombreuses, mais peu volumineuses. Elles sont étalées en nappes et nullement en pendeloques ou stalactites. Somme toute, c'est plutôt comme état local, un rhiniteux qu'un adénoidien ; l'état général indique un strumeux.

Nous ordonnons, naturellement, la douche nasale et pharyngienne, mais sûr, à l'avance, qu'à cause de l'obstruction nasale presque complète, l'irrigation ne pourra s'établir, nous pratiquons, tout d'abord des attouchements avec des topiques vasoconstricteurs, astringents, usités en pareil cas. Peu à peu, l'enfant fait son éducation pour la douche nasale et au bout d'une dizaine de jours le courant retro-nasal s'établissait. En même temps un bain Viguerie est administré tous les jours, avec additions d'eaux mères et de sels de Salies-de-Béarn. Quelques reniflages sont pratiqués dans les bains. L'eau de Saint-Roch en gargarismes et en boisson, complète le traitement. Au bout de 25 jours, l'enfant fait des promenades pénibles sans essoufflement. Il tient sa bouche fermée et ne ronfle presque plus en dormant. La douche nasale qui était au début une torture n'est plus qu'un jeu et la douleur de tête qu'exagérait les premières irrigations n'existe plus.

L'année suivante, la croissance de l'enfant a fait des progrès presqu'excessifs. La rhinite, pour laquelle les douches chaudes salées et les topiques ont été continués, ne se manifeste pas plus objectivement que subjectivement. L'enfant a fait une bonne année scolaire. Une seconde cure est poursuivie avec un résultat surtout appréciable pour l'état général.

VIII

Rhumatisme à localisation fixe (Talalgie)

15 août 1891. — M. X. 29 ans. La Chataigneraie,
Vendée. Ce malade mène une existence sédentaire.
A eu il y a quinze mois une poussée violente de
rhumatisme polyarticulaire, compliquée d'endocar-
dite. N'a jamais guéri complètement ayant toujours
quelques manifestations dans les petites jointures.
L'examen des doigts révèle l'existence de nodosités
qui impriment à cet arthritisme le caractère mixte
de rhumatisme goutteux non déformant. Ce qui a
décidé l'envoi à Ax, c'est une douleur violente fixée
dans le talon. Aucun traitement n'a pu venir à bout
de cette *topoalgie* qui rend la marche des plus pénibles. Pour mémoire, j'ajoute que M. X. est un dilaté
de l'estomac, constipé, migraineux et déjà emphysémateux ce qui n'est pas fait pour améliorer un
cœur chez lequel s'observe une légère dilatation du
ventricule droit et un retrécissement manifeste de
l'orifice auriculo-ventriculaire.

Le traitement est très simplement institué avec le
bain Alcalin du Modèle et la douche Tivoli. Eau
alcaline comme boisson. Vers la fin du traitement,
grandes douches. Le malade part très satisfait. La
talalgie a presque complètement disparu. Le traitement n'a nullement fatigué le cœur. La marche est

devenue possible et peut se prolonger. L'année suivante, M. X. revient. Il a passé un très bon hiver. La localisation si pénible a complètement disparu. On peut dire que l'état diathésique reste tout au moins stationnaire avec manifestations périphériques éteintes. Le malade, depuis cette époque, n'a plus vu reparaître la localisation qui avait nécessité son envoi aux Eaux d'Ax.

IX

Heredisme tuberculeux. — Susceptibilité bronchique. — Poussée thermale.

14 Août 1894. L'enfant X., 6 ans, nous est adressé par le Dr Puech de Roquecourbe (Tarn). Le père est mort d'accidents généralisés de tuberculose. La fillette, d'une complexion très délicate, a eu une fluxion de poitrine à 2 ans. Depuis lors, toussaille presque constamment. Elle arrive très amaigrie ; on entend des râles humides disséminés dans toute la poitrine. Facies que les anciens caractérisaient *d'amabilis*. Teint animé, cheveux de ce blond vénitien dont le professeur Landouzy a bien caractérisé la signification. Elle a une petite sœur de 2 ans qui s'enrhume également très facilement et est sujette aux maux de gorge et aux coryzas. Le traitement est ainsi réglé pour commencer : 1/4 de verre Petite Sulfureuse, un Bain Fontan de quelques minutes. L'enfant supporte très bien les bains, digère son eau. Nulle poussée congestive n'est observée. Les fonctions digestives sont l'objet de la plus scrupuleuse surveillance. La petite sœur suit le même traitement. Dans la seconde partie de la cure, le bain Viguerie est administré. La cure est poursuivie 18 jours sans incident.

L'année suivante, ces enfants sont ramenés. La

mère a constaté que l'hiver s'était passé bien meilleur, que son aînée s'était bien fortifiée et que la susceptibilité bronchique avait diminué dans de très grandes proportions. Je regrette de ne pouvoir mettre sous les yeux du lecteur la lettre du Dr Puech très laudative au point de vue des effets de la cure, et il était le meilleur juge pour apprécier la différence.

Du reste, si les effets n'avaient pas été bien évidents, la mère n'aurait pas consenti au sacrifice onéreux qu'est une cure thermale, car ses ressources sont des plus modiques. Ces deux fillettes poursuivent, depuis lors, chaque année, une cure thermale sulfureuse, de plus en plus énergique dont le Bain Viguerie, la Petite Sulfureuse ou l'eau du Coustou, constituent les seuls éléments. Elles ont eu la rougeole et la convalescence n'a été marquée par aucun incident facheux ; même la coqueluche s'est assez bien comportée.

Cette année, ces enfants reviennent faire une cinquième cure. La mère continue à supporter une charge vraiment écrasante pour son budget. C'est dire qu'elle constate une transformation chez son aînée dont la susceptibilité bronchique est tout à fait amendée, sans parler de la cadette qui grandit sans incidents facheux. Une alerte un peu vive vint nous surprendre, assez désagréablement, au beau milieu de la cure. Brusquement, l'aînée est prise de fièvre, de céphalalgie violente, de vomissements, le tout accompagné de constipation, de photophobie et de delire. L'echéance de la tuberculose heréditaire allait-elle survenir ici même, sous le mode majeur d'une méningite, au lieu d'évoluer, plus tardivement, sous le mode mineur et chronique d'une bacillose pulmonaire ? Nos craintes furent vives et le tableau de cette veuve, sans ressources avec sa fille prise de méningite, loin de tous les siens n'était pas fait pour les diminuer. L'absence d'un symptôme, tout récemment porté à notre connaissance et bien étudié par un médecin Russe et donné comme d'une grande importance dans le diagnostic des méningites, nous donna cependant quelque espoir et nous permit de donner un pronostic *immédiat* moins sombre. J'entre dans le détail de ce symptôme, parce qu'il est encore très peu connu, en France, du moins.

Ce signe, caractérisé par une contracture précoce et localisée, consiste dans l'impossibilité d'obtenir l'extension complète du genou quand le sujet est assis, alors que cette extension se fait très aisément quand le malade est couché. Ce symptôme qu'on retrouve dans les neuf dixièmes des cas, n'existait pas chez ma petite malade ! La connaissance de ce signe, dit de Kernig, du médecin Russe qui l'a décrit, aurait pu nous rendre un grand service, quelques mois auparavant, auprès d'une fille unique, appartenant, elle, à une famille riche, et pour laquelle je crus devoir faire appeler M. le Dʳ Bézy, chargé de la Clinique des maladies des Enfants à la Faculté de Toulouse. Ici, bien entendu, le traitement Thermal, ne pouvait être mis en cause, mais tous les signes de la méningite étaient observés et même avec exagérations. Ce fut un très beau cas de pseudo-méningite chez une enfant chez laquelle le Dʳ Bézy constata plus tard quelques stigmates d'hystérie. Cette observation de pseudo-méningite et d'hystérie infantile, sera d'ailleurs l'objet d'une communication spéciale. Je ne fais que la mentionner, avec le regret que le signe de Kernig n'ait pu être recherché.

Chez notre petite malade en traitement thermal, cette crise de *méningisme* n'était qu'une modalité de *poussée Thermale*. Pour nous, le plus souvent, ainsi que nous avons cherché à l'établir dans un mémoire récompensé par l'Académie de Médecine, la *fièvre* ou *poussée Thermale* doit être rapportée à des phénomènes d'auto intoxication, et il est le plus souvent facile de les éviter. Dans l'espèce, la rapidité d'action du traitement employé démontra une fois de plus que cet état d'apparence si grave, étant donnés les antécédents héréditaires, n'était dû qu'à une accumulation de toxines, dont une bonne purgation débarrassa l'enfant, illico. Ce ne fut qu'une crise qui guérit sans la moindre convalescence et trois jours après l'enfant recommençait sa cure qu'elle put mener jusqu'à la fin, sans le moindre accroc. Remarquez qu'une poussée quelconque de méningite, si localisée, si atténuée que vous voudrez l'admettre, aurait reçu un nouveau coup de fouet, plus ou moins décisif, de l'administration des bains Viguerie. La tuberculose chronique ne contrindique nullement le bain Viguerie, mais on doit redouter son action trop vive, pour peu que l'on redoute une évolution aiguë, vraiment infectieuse ou septicemique.

X

Rhumatisme musculaire. — Ankylose, Amyotrophie.

11 juillet 1891. M. X., nous est adressé par M. le Dr Soueix de Saint-Girons. Agê de 36 ans, ayant à supporter par sa profession toutes les intempéries des saisons, a été atteint d'un rhumatisme polyarticulaire aigu des plus sévères, il y a dix ans, après lequel il fit une première cure aux Eaux d'Ax, avec le plus grand succès. Sa santé resta bonne jusqu'au mois d'avril 1891. A ce moment, manifestation violente de rhumatisme sur les genoux, les pieds et la nuque. Cette dernière localisation laissa une raideur complète du cou et c'est pour tâcher de guérir ce fâcheux symptôme que ce malade nous est adressé. Comme prescription Bains Astrié, Douche Tivoli, Eau Bleue. Massage léger sur les masses musculaires de la nuque et intra scapulaires, en état sensible d'amyotrophie. Au bout de trois semaines, la raideur du cou n'est plus qu'un souvenir désagréable qui sera vite oublié par la reprise des fonctions actives qu'il avait fallu abandonner,

Arthritisme et hépatisme. — Rhumatisme viscéral. — Topoalgie rebelle. — Incidents de la cure.

Juin 1898. M. X. cinquante-cinq ans, Paris, nous est adressé par M. le Dr Rendu, avec une histoire pathologique assez complexe puisqu'elle nécessita l'intervention, à diverses reprises, de princes de la science. *Arthritisme* et *hépatisme*, telle est vraiment l'étiquette sous laquelle doit être classé notre client qui mène une vie active, cérébralement parlant, mais sédentaire surtout. Il a eu, successivement, bien des manifestations banales d'arthritisme, mais depuis quelques années, le rhumatisme s'est localisé dans les viscères abdominaux pour donner lieu à des crises hépatiques et entéralgiques très violentes. Ces crises retentissent sur la circulation, d'une façon très facheuse, puisqu'elles provoquent un agiospasme qui s'accompagne d'état lypothimique et de crises d'aortisme telles que le professeur Hardy, mort depuis longtemps, avait condamné ce malade pour insuffisance aortique. Appel fait au professeur Potain qui cassa l'arrêt, sur une meilleure appréciation des phénomènes subjectifs et objectifs. Depuis un an une *topoalgie*, d'une fixité presque absolue, et pour laquelle toutes les médications employées ont été à peine palliatives, est observée dans la région dorsolombaire droite, avec irradiation vers l'épaule et le membre inférieur, dans la zone du sciatique. A certains moments, à propos de rien et à propos de tout, l'*algie* se manifeste par crises atroces qui entraînent rapidement un état d'inhibition généralisée qui fait songer involontairement au verdict du professeur Hardy. De temps en temps, les crises hépato-entéralgiques reparaissent. La sensibilité au refroidissement est telle que, malgré la saison, M. X. a constamment son ventre et ses hanches recouverts de peaux de chats sauvages, supplémentées de ceintures de flanelles qui donnent l'aspect de l'obésité à M. X. M. X. fait à peine d'exercice, la marche étant d'ailleurs très pénible et provoquant le retour de la crise. M. X. passe tout le temps qu'il peut consacrer au repos, étendu. La circulation est languissante et l'insuffisance circulatoire se révèle par l'œdéme des membres inférieurs. D'ailleurs nuls bruits anormaux au cœur et rien dans les urines, en dehors d'un excès d'urée, d'urates et quelquefois d'acide urique. La palpation des organes abdominaux ne révèle rien de particulier. Nulle douleur par la pression, même dans la zone douloureuse. M. X. désira venir à Ax, parce qu'il a eu l'occasion de voir une personne qui laissa chez nous une névralgie sciatique des plus violentes, qui avait résisté à d'autres cures thermales. On trouvera plus loin cette observation intéressante.

La localisation douloureuse, dans l'hypochondre droit, avec irradiation dans l'épaule, bien que la palpation du foie, pratiquée suivant la méthode de Glénard, ne donnât pas d'indication précise, dénotait bien que le foie était pour quelque chose dans l'état de M. X. Nous devions nous attendre, pendant la cure, à une poussée thermale, à forme hépatique et, soit par un traitement léger, soit par le régime et quelques agents médicamenteux, nous essayâmes de prévenir ou tout au moins d'amoindrir l'orage. Le bain Boulié, la douche Tivoli, l'Eau Bleue, un massage léger, constitua le traitement thermal. La première semaine fut signalée par des urines copieuses, des transpirations abondantes et des selles abondantes, d'ailleurs facilitées par nos prescriptions. Malgre une suractivité évidente dans les fonctions digestives, le malade se trouvait assez déprimé, mais plus calme. Un pareil état ne présentait rien de bien anormal, avec les éliminations provoquées d'ailleurs intentionnellement. Vers le milieu de la seconde semaine, la douleur dans la région dorso-lombaire ayant déjà disparu, une crise très violente d'entéralgie survint, bientôt suivie d'une poussée hépatique d'ailleurs légère, mais se révélant cependant par un léger débordement et surtout par la sensation très nette de la vésicule biliaire et sa sensibilité à la pression. Cette explosion de phénomènes morbides ne nous surprit pas et nous laissa sans la moindre inquiétude. Le repos, les anodins employés, une diététique sévère et quelques évacuants rendus nécessaires par suite de la coprostase, résultat de la négligence du client pour nos recommandations, et survenue après la diarrhée des premiers jours, vinrent à bout de la crise de poussée thermale observée si fréquemment chez les arthritiques. Il n'y eut pas de jaunisse, à peine une teinte subictérique aux conjonctives, mais des urines caractéristiques annoncèrent et la fin de la crise et en même temps l'insuffisance précédente de la fonction biliaire *(hépatisme)*. Comme tous les malades, M. X. apprécie mal les crises douloureuses et il avait quelque appréhension de poursuivre une cure et surtout de la pousser et de la rendre plus intensive. Je le rassurais complètement; la grande douche fut administrée et le massage repris. J'observe que malgré la sensibilité au froid du client, sensibilité qui allait jusqu'à la *cryesthésie*, le massage ne provoquait jamais de douleur et la raison d'être du massage abdominal était justement d'arriver à modérer une sensibilité au froid qui forçait à couvrir la peau de fourrures, en pleine canicule.

La cure fut poursuivie sans de nouveaux incidents

et poussée à fond par bains, grandes douches et massage. La dépression physique des premiers jours fit place à un bien être, à une alacrité que le malade ne connaissait plus depuis longtemps. L'œdème malléolaire disparut complètement. J'autorisai quelques bains Viguerie que M. X. trouva très agréables et revigorants. Après 35 jours, il partit très satisfait.

En 1899, M. X. revint faire une seconde saison après avoir passé un très bon hiver. Cette fois la cure thermale se poursuivit sans incident quoique bien intensive, grâce aux précautions prises avant et pendant la cure.

XII

Syphilis secondaire. — Onyxis. — Etat neurasthénique. — Cures thermales antérieures. — Hydrargyrisme. — Elimination de Hg par le traitement sulfureux.

Juillet 1899. M. X., 33 ans, Paris, est dans sa troisième année de syphilis. Homme du monde, doublé d'un cérébral neuro-arthritique héréditaire, la maladie prend aussitôt la gravité d'une catastrophe et il consulte successivement tous les princes de la science, dans l'espoir de guérir mieux et plus vite. La maladie devient pour lui une hantise, une véritable obsession, bien que l'évolution n'offre rien que les accidents les plus ordinaires. Depuis le début, il n'a pour ainsi dire pas cessé le traitement soit par tous les modes d'application du mercure, soit par KI, soit par cures thermales. Dès la première année, il fait saison à Uriage. En 1898, seconde cure à Luchon. Dans ces deux stations il subit le traitement spécifique combiné à la cure thermale. En 1899, un ami lui parle d'Ax à propos d'arthalgies rebelles, de douleurs vagues dont il est atteint et sur lesquelles il s'explique plus ouvertement que sur la maladie primitive qui peut d'ailleurs les provoquer et les entretenir. Comme symptômes subjectifs, je constate seulement de l'onyxis, avec ulcérations nécrotiques extrêmement

rebelles à plusieurs orteils ; comme phénomènes
subjectifs, douleurs erratiques localisées aux jointures et dans la continuité des membres, mais surtout une dépression morale et aussi mentale très
prononcée, une phobie véritable de la diathèse.
M. X..., qui paraît d'ailleurs avoir abusé de l'existence, est très fatigué. La démarche est quelque peu
vacillante et incertaine. Il se fatigue vite. Dès sa
première visite, il me déclare qu'il entend continuer
le traitement spécifique en même temps que la cure
thermale. Sur son agenda, il a inscrit avec force
détails son *curriculum vitœ* depuis le début de la
maladie et je suis véritablement effrayé des quantités
de pilules, de sirops, de frictions, d'injections qu'a
subi mon client. Avec beaucoup de peine, je le con-
vainc, non pas qu'il peut mais qu'il *doit* suspendre,
quelque temps, tout traitement spécifique, car il est
hydrargyrisé à fond. M. X... a, non seulement, consulté les grands syphiligraphes, mais il s'est fortement imbibé des publications les plus récentes des
spécialistes. Alors que certains syphilitiques ont la
phobie du traitement mercuriel qu'ils espèrent, bien
à tort, remplacer par KI, M. X... est partisan du
traitement, pour ainsi dire, indéfini par Hg, autant
pour venir à bout de la diathèse, même dans ses
phases latentes, que pour triompher des ulcérations
nécrotiques de ses *phanères,* qui restent, malgré
tout, sinon à cause, dans l'état. La contemplation
des ongles de ses orteils l'hypnotise et l'hallucine,
véritablement. A chacune de ses visites, presque
quotidiennes, il exhibe ses pieds. J'institue le traitement par bains, douches chaudes, massage général
dans le lit, boisson. Comme début, Bain Fontan,
Eau de Longchamp et Petite sulfureuse. Au bout
d'une semaine, l'unique changement consiste dans
l'administration du Bain Viguerie, précédé d'une
petite douche locale, sur les pieds, dans l'espoir de
réveiller plus vite la vitalité des matrices unguéales
malades.

Vers la fin de la première semaine, un phénomène,

sur lequel, jamais aucun malade du genre de mon client, n'avait encore appelé mon attention, m'est signalé avec angoisse : LES ONGLES DES MAINS ET DES PIEDS NOIRCISSENT ! La coloration. est évidente. Ce phénomène, vraiment solennel, démontrait d'une façon péremptoire et sans réplique ces deux choses : combien M. X... était hydrargyrisé et l'élimination de Hg par les phanères grâce au traitement sulfureux. L'élimination est visible, cette fois, mais elle ne représente qu'une faible partie de celle qui s'opère dans tout l'organisme. Ainsi que nous en sommes convaincu, après les recherches d'Astrié, d'Ax, de Fílhol, de Garrigou et de beaucoup d'autres, après de nombreuses observations cliniques, la solubilisation des principes albumino mercuriels qui s'opère au sein de notre organisme sous l'action des sulfites et hyposulfites alcalins et son élimination par tous les émonctoires, y compris nos ongles, comme dans le cas présent, offre un triple résultat. C'est comme une imprégnation nouvelle du spécifique qui se produit avec l'immense avantage que la mobilisation du mercure s'opère, cette fois, entièrement, de dedans en dehors, avec tout au moins, les mêmes effets curateurs, qui se traduisent même quelquefois par le ptyalisme que j'ai appelé *redux*. En outre, l'organisme débarrassé de Hg, redevient sensible à de nouvelles cures mercurielles qui ont d'autant plus de chance d'être véritablement d'extinction.

Un second phénomène qui prouvait, sans conteste, l'élimination générale de Hg, c'était des selles diarrhéiques verdâtres, telles que celles que présentait M. X... pendant les cures hydrargyriques. Pour les atténuer dans la mesure du possible, il avait même adopté, avec un certain résultat d'ailleurs, le tannate de mercure. M. X... dont l'état local s'amendait, en même temps que l'état général s'améliorait, pour ainsi dire, chaque jour, n'eut pas trop de peine à être rassuré. Très au courant des choses de la vérole, il comprit très bien l'importance des faits actuels. Il poursuivit régulièrement sa cure, avec une suspension de quelques jours, vers le milieu, préférant prolonger son séjour et obtenir le maximum d'effet. Il partit très content, se sentant un autre homme au physique comme au moral, vivant comme tout le monde, et avec le monde, alors que ce mondain était vraiment devenu un *ours*, ne songeant qu'à son mal et à son remède, exagérant toutes les prescriptions et certainement en route vers la folie ou la paralysie. Il m'assura qu'il se contenterait désormais des deux cures classiques, à l'époque des équinoxes. J'ai eu depuis d'excellentes nouvelles de mon client, qui s'est peut-être même un peu trop raccroché à une existence joyeuse.

XIII

**Hérédisme syphilitique et tuberculeux. —
Obstruction nasale. — Asthme nasal et
Emphyséme pulmonaire. — Obésité. —
Traitements intensifs. — Hypersulfura-
tion. — Améliorations successives.**

2 juillet 1897. Mlle X..., âgée de 8 ans, nous
est adressée par le Dr Moziman, de Faugère (Hé-
rault). Les antécédants sont déplorables, du côté
du père, mort de tuberculose pulmonaire aggravée
d'accidents tertiaires localisés sur le squelette. L'enfant, restée fille unique, les autres étant morts dès
le 1er âge, sans parler des naissances prématurées
sur la cause desquelles je n'ai pas besoin d'insister,
appartient à une famille riche et a été depuis sa
naissance, l'objet d'une sollicitude constante. Grasse,
grosse, presque myxœdémateuse, transpirant avec
une facilité déplorable, elle est en état permanent de
rhume et très facilement oppressée. Presque permanent le coryza, également ; la respiration nasale
est insuffisante et l'on peut mettre sur le compte
de l'obstruction nasale les crises nombreuses de
stridulisme à caractères quelquefois *asthmatiformes.*
Le chapelet ganglionaire cervical et sous maxilaire
existe, bien entendu. Intelligence peu développée,
il y a eu également des terreurs nocturnes et de

l'incontinence d'urine. La peau est constamment parsemée d'efflorescences pustuleuses, dont quelques unes revêtent le caractère ecthymateux. C'est un type complet de scrofule et d'hérédisme spécifique. J'ajoute, comme dernier détail, qu'on lui a depuis longtemps appliqué un cautère au bras, que cet exutoire est régulièrement pansé et coule abondamment. Je ne juge pas la médication dont l'origine Montpelierenne est évidente, je me contente de la constater.

Cette enfant a fait, l'année précédente, une cure à Cauterets, sans grands résultats. L'enfant, du reste, n'a fait que boire de l'eau de la Raillère et gargariser. La mère n'a jamais osé laisser baigner son enfant, à cause de l'état permanent de rhume. Je parviens à venir à bout de ses craintes et l'enfant commence par prendre quelques bains Pilhes de courte durée et par boire également de la buvette Pilhes, eau essentiellement *tisanesque*. J'essaye au bout de quelques jours de faire administrer la douche nasale et pharyngienne. L'enfant très patiente, très docile, dont les réflexes sont paresseux, arrive à doucher, très convenablement, son nez et sa gorge. L'eau du Coustou remplace l'eau Pilhes en boisson et après quelques bains qui n'étaient, du reste, ordonnés que pour habituer l'enfant à la balnéation, je conseille sans transition le bain Viguerie. Le traîtement est poursuivi pendant près d'un mois, sans le moindre incident. L'enfant ne s'est nullement enrhumée, les transpirations ont presque disparu, l'oppression ou plutôt l'essoufflement habituel à l'enfant n'existe plus. L'enfant éprouve un tel bien être qu'elle voudrait prolonger, outre mesure, son séjour dans le bain et même son séjour dans la station. Nous avons recommandé l'emploi d'un topique sur les efflorescences et les pustules et, au départ, au bout d'un mois, la peau est à peu près nette. La mère quitte la station enchantée du résultat.

7 juillet 1898. L'enfant est ramenée. La susceptibilité bronchique est, peut-on dire, guérie, puisqu'elle n'est plus enrhumée, n'a plus eu d'angines,
plus de crises d'un asthme que l'on pouvait qualifier
de *nasal*. Les stigmates de la scrofule, plus ou moins
combinés, ainsi que l'entendait Ricord, persistent,
mais l'état général est très sensiblement amélioré et
l'enfant s'amuse avec les autres enfants, sans essoufflement appréciable. La peau est toujours le siège
d'éruptions à type, principalement, pustuleux. Le
cautère coule toujours ! Il ne m'appartient pas
d'avoir un avis à l'endroit de cet exutoire dont les
dernières doctrines, plus favorables à l'humorisme,
en somme, autorisent le maintien, malgré tous ses
inconvénients et ses dangers. Il est certain que l'on
peut mettre sur son compte l'état lymphatique ou
leucocythémique exagéré ; mais nous sommes indul-
gent, nous rappelant que l'action *phagocytaire*,
s'exerce, *peut-être*, plus utilement contre un état
permanent de *polymicrobisme* et de *toxinhémie*. Le
bain Viguerie, l'eau de St-Roch, sont, cette fois,
administrés, presque d'emblée. Comme certains
autres enfants ou adultes que nous avons soigné,
on dirait vraiment qu'on peut la saturer impunément
de principes sulfureux. Nulle fatigue, nulle excitation. Cette enfant prend un nombre invraissem-
blable de bains Viguerie et boit l'eau sulfureuse,
comme de l'eau claire. J'ai du reste observé que les
accidents de fièvre ou de poussée thermale étaient
rarissimes chez les scrofuleux et également chez les
héredosyphilitiques qui supportent souvent très mal
la mer et même la médication chlorurée sodique. Dans
la deuxième partie de la cure, quand la peau a été
complètement détergée de ses éruptions pustuleuses,
nous avons ajouté dans le bain, ainsi que nous le
faisons souvent, des eaux Mères de Salies de Béarn.
Elle a pris en outre, sur son seul désir, quelques
grandes douches chaudes. Cette enfant aurait passé
sa vie dans l'eau. Elle part après un long mois,

infiniment moins bouffie et avec une apparence de santé, jusque là inconnue.

Juillet 1901. Cette enfant continue d'année en année à poursuivre ses cures et la transformation de sa constitution native avec le plus grand succès.

XIV

Arthrite Rhumatismale des Cartilages du Larynx. — Bronchite suspecte avec phénomènes d'hecticité dans un milieu largement contaminé.

4 septembre 1894. Madame X, 45 ans, arrive à Ax dans un état général de santé des plus précaires. Très amaigrie, elle tousse depuis longtemps ; successivement le larynx s'est pris, la malade est en perpétuel état de suffocation et à un enrouement continu a succédé une extinction de voix à peu près complète. Les voies digestives sont en assez bon état. La poitrine est infiltrée de rales ; respiration rude au sommet et expiration prolongée. A la percussion un peu de sub-matité aux environs des clavicules et élasticité nulle des parois. Le facies et les mains présentent le caractère bien connu, dit *hippocratique.* Pour compléter un ensemble aussi peu rassurant, j'ajoute que cette dame vient de soigner sa fille âgée de 20 ans qui a succombé à une maladie de poitrine succédant de près à une affection tuberculeuse de la hanche. Les autres enfants qui me sont présentés, offrent tous, plus ou moins, l'aspect de candidats à la tuberculose. Il n'était pas téméraire, je pense, de mettre l'étiquette de bronchite bacillaire

et phtisie laryngée sur la note consacrée à la
malade.

Pour plus de sûreté, sinon de sécurité, j'adressai
ma cliente au Dr Moura-Bourrouillou, un des
maîtres et incontestablement un des pères de la
laryngologie en France. Voici la note que me
transmet l'éminent spécialiste sur le compte de notre
malade :

Madame X examinée au laryngoscope, porte une
affection aryténo-cricoïdienne articulaire double.
Les aryténoïdes sont très tuméfiées et immobiles ;
les cordes vocales, à peine visibles, sont cachées
par le gonflement de la muqueuse ventriculaire et
laissent par moment une glotte fort étroite pour la
respiration. On ne constate pas d'engorgement de
ganglions trachéo-bronchiques, ce qui fait encore
espérer que l'affection est simplement rhumatismale.

Le Dr Moura estime que pour remédier, le plus tôt
possible, à la suffocation qui est le symptôme le plus
pénible éprouvé par la malade, il faut tâcher de
dégager les articulations aryténoïdiennes par les
douches révulsives très chaudes sur les membres
inférieurs, par les glouglourismes chauds avec l'eau
de la *petite sulfureuse* et que cette source sera, en
même temps, administrée comme boisson, coupée
avec du lait. Si le dégagement ne se produit pas il
faudra appliquer des révulsifs sur les côtés de la
glande thyroïde et à la nuque et peut-être se tenir
prêt pour l'intervention chirurgicale de la trachéo-
tomie.

Le traitement est ainsi poursuivi et très bien
supporté. La suffocation est moins forte très sensiblement au départ de la malade. L'amélioration
se poursuit de plus en plus et, peu à peu, l'aphonie
diminuant, la voix arrive à être simplement voilée.
L'année se passe bien, mais la bronchite, simplement atténuée, fait toujours craindre à un processus
tuberculeux simplement assoupi. Malgré tout, le
le résultat est énorme et bien apprécié par la malade.

Cette malade est revenue depuis cette époque, suivre une cure, de plus en plus complète, quant aux résultats. Les phénomènes laryngés sont complètement éteints, ce qui confirme la nature rhumatismale et le diagnostic du Dr Moura. Madame X reste bronchiteuse et la santé générale va néanmoins s'améliorant.

XV

**Rhumatisme chronique succédant d'emblée
à une crise aiguë. — Rhumatisme polyarticulaire. — Raideur. — Amyotrophie. —
Impotence totale et généralisée. — Guérison complète après deux cures dans la
même année.**

16 juillet 1900. Mad. X. 53 ans, de St-Girons,
nous est adressée par le D͏ͬ Artigues. Elle vient de
traverser la période de la ménopause et a été prise
au mois de mars de cette année de rhumatisme
polyarticulaire aigu et généralisé, qui fut traité
suivant toutes les règles. Les manifestations aiguës
et même très aiguës finirent par céder, mais les
jointures, bien loin de se mobiliser continuent à
rester absolument figées et l'action musculaire im-
puissante à actionner les articulations s'éteint partout de plus en plus. L'amyotrophie ne tarda pas à
succéder à l'amyosthénie. Cette femme arrive *absolument percluse.* Elle est incapable de faire le *moindre*
mouvement. L'état général est satisfaisant. C'est une
femme très vigoureuse et la nutrition est suffisante.
Bonne circulation.

Elle commence par des bains Astrié et des douches Tivoli à températures progressives et à durée
de plus en plus longue. Elle boit de l'Eau Bleue.

Je m'empresse d'ajouter qu'à Ax, on n'a jamais besoin d'exagérer le calorique ce qui est un grand bénéfice pour nos milieux intérieurs. Au bout de quelques jours des grandes douches et le massage remplacent la douche Tivoli. Sans secousses d'aucune sorte, sans répercussion quelconque sur les organes internes, on assiste tous les jours à une transformation de la malade.

Les mains, les avant-bras, les épaules se mobilisent successivement. La raideur des vertèbres cervicales, dorsales, lombaires-diminue de jour en jour et la paraplégie, peut-on dire, fait place à un fonctionnement qui se manifeste de jour en jour, dans les pieds, les genoux, les articulations coxo femorales. Ce mot de paraplégie n'est pas trop fort, car sans la connaissance des antécédents de douleurs qui n'existent plus et en présence d'une abolition totale des mouvements, en présence d'une fonte tout au moins relative des masses musculaires, l'idée de paralysie n'était pas excessive, et répondait d'ailleurs à la vieille tradition des Eaux d'Ax reconnues pour guérir les paralysies de nature rhumatismales.

En trois semaines la transformation fut complète. Cette femme traînée deux fois par jour dans sa voiture à bras et mise péniblement dans le bain ou dans la douche, se rendait au Teich à pied, avec une simple canne. Il ne fut même pas nécessaire de passer par la période des béquilles. Malgré un traitement progressif et intensif — terminé par des bains Viguerie, il n'y eut pas le moindre incident de cure, il n'y eut pas une demi journée de repos. Cette femme très vaillante et confiante dans les eaux n'aurait pas voulu entendre parler de la moindre suspension de traitement. Il est probable qu'un citadin, qu'un sédentaire ou un surmené du cerveau et d'ailleurs n'aurait pas supporté si gaillardement un traitement d'autant plus pénible que s'il était très actif, le sujet était complètement passif ; mais cette femme de la campagne, sobre et vivant au grand air, victime des travaux rustiques et des intempéries supporta tout le traitement, non seulement sans le moindre malaise, mais au contraire avec un mieux être s'affirmant plus grand de jour en jour.

Elle fait en septembre, sur mon conseil, une deuxième cure. L'amélioration se poursuit. Elle reprend de jour en jour sa vie active, avec quelques ménagements.

Juillet 1901. Elle revient sans avoir eu un jour de maladie. La canne est inutile depuis longtemps. Le muscle a repris partout sa vigueur. Il ne reste pas une déformation de jointure. Le résultat est *complet*.

XVI

Goutte. — Pléthore abdominale. — Première saison thermale suivie en état de crise. — Grande amélioration. — Plusieurs cures consécutives avec succès.

Juin 1892. M. X. 50 ans, Paris, nous est adressé par M. le docteur Jousset, père. C'est un pléthorique abdominal, polysarcique, du poids de 105 kilog., goutteux depuis l'adolescence, fils et petit-fils de goutteux. Il est propriétaire de deux îles — c'est un grand amateur de pêche — l'une dans la Seine, l'autre sur la côte Bretonne. C'est vous dire qu'à la diathèse arthritique goutteuse, héréditaire, il ajoute, comme agent provocateur de ses crises douloureuses des villégiatures de longues durée dans une atmosphère constamment humide, sans parler d'un régime succulent où les vins généreux sont largement représentés.

Les pieds et les gros orteils sont les lieux de prédilection des poussées de l'uricémie. Pendant le dernier hiver, la crise, d'ailleurs subaiguë, n'a pas duré moins de 4 mois 1/2. Sans quitter le caractère de la podagre, les douleurs se sont portées, en outre, aux mains et aux poignets.

Inutile de vous dire que, jamais, le docteur Jousset n'a songé à envoyer son client aux Eaux d'Ax.

Seulement, M. X. connaît Ax *approximativement,* pour en avoir entendu parler avantageusement, pour les *douleurs,* par des personnes de sa connaissance. Il réclame pour ainsi dire, son envoi à Ax et le docteur Tessier, appelé en consultation et qui connaît Ax, veut bien insister auprès de son éminent confrère, pour autoriser un aussi long voyage, vers une station que ne semblait pas, à priori, désigner le cas du consultant. M. X., très pressé d'user d'un traitement dans lequel il a confiance, s'empresse de partir, encore en crise. Il nous arrive avec le poignet et la main gauche, très douloureux et œdématié, le bras en écharpe, dans un pansement ouaté. Il y a de la rougeur, et je constate de la synovite des gaines tendineuses de l'avant-bras. En outre, le voyage a beaucoup fatigué notre malade. Il arrive à l'hôtel pour se coucher. Il y a un état saburral avec fièvre, des urines rares et condensées qui décèlent tout au moins, une perméabilité rénale insuffisante; en outre, les douleurs sont exaspérées et tout mouvement du bras arrache des cris au patient. Le repos absolu, un traitement local et général, un régime diététique des plus sévères, fut tout ce qu'on put faire, durant une dizaine de jours. Nous débutons par quelques verres d'eau de Longchamp, fortement coupée de lait. Cédant à l'impatience du malade, nous laissons prendre les bains les plus sédatifs de la section Rigal. Des urines copieuses, des selles abondantes, facilement obtenues, de bonnes transpirations dans le lit où le malade se remet après le bain, tout indique que la crise se termine. Les mouvements deviennent faciles et un simple gant remplace le pansement ouaté. Le malade peut faire un peu d'exercice et s'aérer, ce qu'il n'avait pu faire, depuis plusieurs mois. Les bains donnent beaucoup de bien être au malade. J'ajoute que si l'effort provoque facilement de la dyspnée, les bruits du cœur, quelque peu affaiblis par la surcharge graisseuse sont normaux. Après quelques bains nous nous risquons à faire administrer quelques douches légères, à une température modérée. Nul incident ne vient interrompre la cure d'eaux, depuis le jour où elle peut être commencée, malgré une certaine appréhension de la part du médecin. L'amélioration fut constante; ne furent employées que les eaux les plus faibles de la station. L'unique complément du traitement thermal fut le massage du ventre et des cuisses. Les articulations ne furent impressionnées que par des douches de 4 à 5 mètres de pression. Au bout de 21 jours de traitement thermal *effectif*, M. X. partit très satisfait de sa cure.

20 juin 1893. M. X. revient, ayant passé un hiver, comme il n'en avait pas passé depuis longtemps. Il suit une nouvelle cure d'atténuation de la diathèse avec un traitement léger et avec le même succès. Il se trouve tellement bien qu'il néglige, les années suivantes, de revenir. Il croit avoir suffisamment fait pour son hygiène, en n'habitant plus Paris et en vendant l'île qu'il possède dans la Seine. Il vit désormais à Poissy et après avoir passé deux très mauvais hivers, son médecin lui conseille une cure à Royat. Cette cure, non seulement, n'apporta aucune amélioration, mais il tomba malade, ne put faire qu'un traitement très incomplet et, en particulier, les bains ne purent être supportés.

En 1899, dès le début de la saison, M. X. nous revient, guéri à tout jamais, d'essayer d'autres cures que celle d'Ax. Par suite du sédentarisme de plus en plus complet, auquel M. X. est astreint à cause de l'impotence presque complète de ses jambes, M. X. a encore grossi. Il marche péniblement avec deux crosses et cent cinquante mètres constituent pour lui le maximum de la promenade. Les douleurs sont presque continuelles dans les pieds et les mains. Depuis que nous avons revu M. X., âgé aujourd'hui de 57 ans, de nombreux *tophus* ont apparu aux pieds et aux mains, mais il n'y a pour ainsi dire pas de déformation. Sensibilité extrême des plantes des pieds qui s'ajoute aux difficultés de la marche. M. X. poursuit une cure par les bains sédatifs de la section

Rigal, par petites et grandes douches, par Eau de Longchamp en boisson. Nous ajoutons le massage général et quelques douches ascendantes. Pas le plus petit incident n'est venu interrompre les 25 jours de la cure. M. X. ne quitte pas ses crosses, mais c'est par simple habitude et précaution. Il va et vient et fait des promenades dont il avait perdu complètement l'habitude. Depuis son départ, M. X. nous écrit que son médecin actuel, le docteur Labarière se montre très satisfait de l'amélioration de son client.

XVII

Ophtalmie purulente. — Pleurésie. — Mal de Pott. — Cures thermales diverses. — Traitement sulfureux intensif. — Guérison.

30 Juillet 1892. M. X..., 18 ans, Toulouse. Dans son enfance, ce jeune homme n'a guère offert à l'observation médicale qu'une ophtalmie purulente. L'œil droit a été perdu. La santé a été habituellement bonne et plus rien à noter jusqu'à l'âge de 15 ans. Les parents sont arthritiques avec un fond névropathique chez la mère. En passant, je fais observer qu'on peut admettre que le fait de la suppuration survenue à la naissance, n'a pas été peut-être indifférent dans l'histoire morbide de notre client qui a pu vivre pendant 15 ans dans un état qu'on est convenu de nommer, de *microbisme latent*.

Sans raison apparente, notre malade est atteint à 15 ans, de pleurésie à droite, c'est-à-dire du même côté que l'œil perdu. Les moyens pharmaceutiques et diététiques suffirent à amender la pleurésie. Très probablement on craignit une évolution tuberculeuse, car le jeune homme fut envoyé à Cauterets. Malgré la cure thermale, d'ailleurs si indiquée, la santé reste languissante et, entre temps, le jeune X... est atteint de scarlatine avec angine pultacée. Fait plus important, une douleur survient dans le dos avec irradiation intercostale. Vu sa résistance, on considère cette névralgie comme une névrite post-pleurétique. Cette soi-disant névrite résiste à tout ; en désespoir de cause, la famille s'adresse à un spécialiste, mort aujourd'hui, traitant les maladies par l'électro-mattéisme, sorte d'homœopathie déguisée sous une forme nouvelle, qui fut du moins, pour ce cas spécial, aussi efficace que la médecine traditionnelle. Une glande, ou soi-disant glande étant survenue au pli de l'aine du côté droit, *toujours le côté droit,* notre thérapeute spécialiste crut bon de se débarrasser de son client en l'envoyant aux eaux de Salies. Le traitement choruré-sodique fit tout ce qu'il pouvait faire, la médication sulfureuse n'eut pas fait davantage. Le développement de la glande devint tel que l'on se rendit enfin compte qu'il fallait recourir à la chirurgie. Le professeur Chalot consulté, diagnostique un énorme abcès par congestion, provenant d'un Mal de Pott de la 11me vertèbre dorsale. L'abcès est vidé, drainé comme il convient, le malade est maintenu au lit et quand l'abcès est presque guéri, l'immobilisation plus complète est obtenue par un appareil silicaté.

La douleur était depuis longtemps supprimée, l'état général devient à son tour meilleur. Le malade marche avec un corset orthopédique. C'est alors que le malade est envoyé à Ax et que je constate qu'il n'y a plus de sensibilité au niveau de la 11me vertèbre, mais un ressaut très appréciable, sans déviation latérale apparente. La soudure des trois vertèbres, dixième, onzième, douzième est acquise définitivement.

Après 2 ou 3 bains moyennement sulfureux notre client prend un bain Viguerie tous les matins, une douche thermale à faible pression, le soir, et boit de l'eau de saint Roch. Par l'excellente douche Tivoli, nous tâtions le sujet sans violence et nous nous assurons sans danger de la complète guérison de la vertèbre, sans retour probable de nouvel abcès. Au bout de huit jours, la douche chaude à forte pression, est administrée et le traitement est ainsi continué jusqu'à la fin de la cure qui ne dure pas moins de 26 jours. Ce jeune homme ne fut jamais fatigué ; l'appétit s'accrut comme il convient et les forces dans les membres inférieurs qui étaient médiocres, comme cela est naturel dans un Mal de Pott, s'accrurent dans des proportions telles que le malade n'avait jamais été plus solide. L'ankylose médicatrice persiste, bien entendu, mais ne gêne nullement le malade ; car les autres jointures intra vertébrales ont pris une souplesse complémentaire à laquelle le traitement thermal n'a pas été étranger, surtout si l'on songe à l'immobilisation préalable.

M. X..., a repris ses études avec entrain, passe un excellent hiver. Il nous est renvoyé en 1893 et en 1894. Le traitement le plus intensif est vaillamment supporté. Cette année, nous avons apporté une seule modification. Nous avons donné des douches écossaises avec les jets les plus forts, et sur la fin, les douches ont été absolument froides. Le malade part dans des conditions de santé, vraiment excellentes.

En finissant, nous ferons remarquer que nous avons soigné plusieurs fois des caries vertébrales qui avaient présenté comme premier symptôme *apparent*, la pleurésie. Le fait a été aussi observé par plusieurs auteurs, si nos souvenirs sont exacts.

Depuis cette époque, ce jeune homme a fait encore plusieurs cures sulfureuses à Ax, sans nécessité peut-on dire, mais toujours avec avantage. Aujourd'hui, l'énucléation de l'œil a été faite sur le désir exprimé par mon client. Un œil artificiel remplace avec avantage le moignon qui n'avait précisément rien d'esthétique. La santé est parfaite.

XVIII

**Arthrites chroniques. — Modalités poly-
morphes d'arthritisme. — Cures thermales
antérieures sans résultat. — Guérison.**

4 août 1890.

M. D..., 41 ans, entrepreneur de travaux publics
à Ribérac. — A subi, à diverses reprises et pendant
de longues années, l'impression du froid humide
principalement en surveillant la construction de
tunnels. Des douleurs rhumatismales ont été con-
tractées, affectant principalement les membres inférieurs. Ces douleurs se sont, depuis onze mois,
localisées dans les genoux et les masses musculaires
et tendineuses du triceps crural. Il y a un affaiblissement extrême des jambes, la fatigue arrive très vite
et la marche est très pénible. Comme symptômes
objectifs, on ne constate qu'un certain degré d'empâtement autour des rotules, empâtement qui se
continue dans le tiers inférieur et antérieur de la
cuisse. M. D..., porte des genouillères doubles et ne
peut arriver à réchauffer cette région.

Pour terminer l'histoire pathologique de ce malade, nous signalerons une affection gastro-intesti-
nale chronique ayant donné lieu à une diarrhée qui
n'a pu être amendée que par le régime du lait exclu-
sif, ordonné par le professeur Hayem, lequel a aussi

4

constaté l'existence d'une dilatation considérable de l'estomac. Cette dilatation n'a pas été la conséqüence du régime lacté et a été dûment reconnue avant son administration.

Nous aurons tout dit quand nous aurons parlé d'un catarrhe chronique uréthral dont il faut tenir compte pour expliquer peut-être la localisation arthropathique. Mais ce catarrhe peut aussi bien être considéré comme simplement rhumatismal que comme vénérien. Il est absolument indolore depuis le début. M. D.., présente sur sa barbe des pustules éparses d'acné sycosiforme, et au point de vue psychique, cet état bien connu du neurasthénique. Ce printemps, il a été envoyé à Dax, où il a poursuivi la cure thermale ordinaire à cette station. Les applications de boues hyperthermales et les douches ont fait la base du traitement. Le traitement a été bien supporté, mais le résultat a été absolument nul. M. D.., nous est alors adressé pour suivre à Ax une cure thermale. Pour commencer, nous conseillons un bain Fontan tous les jours, deux verres d'eau de *Longchamps* et une douche locale suivie de massage. Au bout d'une dizaine de jours, M. D.., constate une amélioration notable et voulant pousser le traitement, je fais administrer une douche à forte pression alternante à 40° et 22°. Le jet froid est très court et administré sur la région malade. La durée totale est poussée jusqu'à 10 minutes. Ce mode de douche amène un résultat immédiat. La région se ranime, la vitalité des tissus s'exalte et l'empâtement, fortement amendé par le massage qui est du reste continué, disparaît complètement. Les membres inférieurs reprennent chaque jour une souplesse, une élasticité, une force qu'ils ne connaissaient plus. Le malade fait de longues promenades. Son système nerveux ébranlé subit aussi un contrecoup des plus favorables. Et cependant deux phénomènes morbides vinrent troubler un peu le malade. Le premier était prévu par nous. Sous l'action excitante de l'eau de *Longchamps* à la dose non exagérée cependant de deux verres par jour, le catarrhe des voies urinaires augmenta et inquiéta un peu le malade — d'ailleurs très pusillanime. — Nous réduisîmes à un seul verre, pendant plusieurs jours, et nous prescrivîmes quelques cachets de salol. L'amélioration fut rapide et les deux verres de boisson purent être repris. Vers la fin, le catarrhe avait à peu près disparu. L'état aigu avait modifié le processus chronique. L'autre incident fut un assez violent dérangement d'entrailles qui survint dans la seconde moitié du traitement et fut vite enrayé par les moyens ordinaires.

M. D.., est parti le 30 août, très satisfait du résultar obtenu, surtout en le comparant à l'effet complètement négatif de sa première cure thermale. Il avait pris quinze douches alternantes et autant de séances de massage.

XIX

Phagédémisme tertiaire non amélioré par les traitements spécifiques. — Cure thermale intensive. — Reprise de Hg et KI. — Guérison.

Août 1901. M. X., 35 ans, nous est adressé par le D{:}r Gibert, de Narbonne. Syphilis il y a 10 ans, insuffisamment traitée. Tempérament lymphatique et peut-être un certain degré d'éthylisme. Marié il y a 6 ans, la femme présente à son passif plusieurs fausses couches, et 3 enfants à terme, morts dans les premiers mois de la naissance. L'hérédisme syphilitique n'est pas douteux. Madame X. est très probablement contaminée mais sans accidents objectifs, sans troubles subjectifs, autres qu'un état chloro anémique.

M. X. est atteint depuis de longs mois d'accidents cutanés ulcéreux à marche progressive à la main droite et à la partie infério-externe de la jambe gauche. La nature de la maladie fut longtemps méconnue, tant qu'elle ne se traduisit que par une plaque diffuse d'infiltration plastique occupant tout le dos de la main. Quant le D{:}r Gibert vit le malade avec deux ulcérations arrondies, de couleur caractéristique, avec l'infiltrat gommeux englober les deux ulcérations à bords en falaise, il n'hésita pas à diagnostiquer la nature syphilitique de l'affection. Malgré

les voies digestives en assez mauvais état il n'hésita pas
à instituer un traitement mixte par friction mercu-
rielle et iodure à haute dose. Le phagédénisme fut
certainement arrêté dans sa marche, mais la guérison
ne s'obtenant pas, l'envoi aux Eaux d'Ax est décidé
avec avis d'ailleurs motivé de poursuivre le traitement mixte en même temps que la cure thermale.

Le malade arrive assez fatigué par le traitement.
Le processus ulcéreux reste en l'état, s'il ne fait plus
le moindre progrès, la cicatrisation n'a aucune tendance à se produire. Tout au contraire, un semis de
petites gommes ont fait leur apparition, comme des
satellites à la periphérie du placard gommeux qui
tient toute la partie dorsale de la main. Quelques-
unes s'érodent même au centre et il en apparait également quelques-unes sur le dos de la main gauche
et aux doigts.

Je laisse reposer quelques jours M. X. de tout
traitement spécifique et je supprime même les topiques locaux. Je commence par quelques Bains Fontan, la douche sulfureuse chaude, comme boisson la
Petite Sulfureuse. Enveloppement simple des plaies
avec de la gaze aseptique. Au bout de quelques
jours, je donne le bain Viguerie avec irrigation locale
des ulcérations et je reprends le traitement mixte : une
pilule de Proto de 5 centigr., tous les matins de
bonne heure, l'iodure à dose croissante aux repas.
Nuls pansements autre que le contact de l'eau sulfureuse par bain et irrigation. La réparation fait à vue
d'œil des progrès sensibles. Après 25 jours de traitement thermal et 15 jours de médication, M. X. part
complètement guéri des manifestations syphilitiques
que je n'hésite pas à inscrire sous la rubrique de
Phagédénisme tertiaire, si bien étudié par le professeur Fournier. On remarquera que la localisation
aux mains de cette modalité de la syphilis est parti-
culièrement rare et intéressante, et le malade était
d'autant plus désireux d'être débarrassé de ces stigmates par trop visibles. Le semis de petites gommes
disparut complètement.

XX

Phlegmatia alba dolens double dépendant de puerperisme infectieux. — Pyosalpinx. — Raideurs articulaires. — Parésie des membres inférieurs. — Guérison.

Septembre 1892. Mme X., jeune mariée, fait dans le courant d'avril, deux mois après son mariage, une fausse couche de quelques semaines. Pendant plus de quatre mois, tous les accidents de l'infection puerpérale se déroulèrent à notre observation, avec une gravité telle, qu'à plusieurs reprises, la mort parut imminente. Des hémorrhagies dont on ne s'inquiéta nullement, tout d'abord, ouvrirent la porte à une infection d'autant plus facilitée, qu'avant l'accident, des phénomènes de métrite du col existaient sûrement d'après les phénomènes subjectifs ressentis Le *gonocoque* a peut-être joué son rôle comme trop souvent, hélas.

Aux hémorrhagies peu graves, d'ailleurs, par leur intensité, succéda une métrite avec frissons, hyperthermie, symptômes péritonitiques, état général des plus graves. Je ne ferai pas par le menu l'histoire d'une maladie qui dura près de cinq mois. Qu'il me suffise de dire, qu'un spécialiste de Toulouse, plusieurs fois appelé, constata avec moi, qu'en plus de la métrite, il y avait une salpingite double et que cette salpingite, forcément suppurée, obligerait plus tard à faire une laparotomie suivie de l'ablation des annexes, le tout, évidemment précédé d'un bon curetage, *ut decet*. Sur le déclin des accidents, survint une *phlegmatia alba dolens* à gauche, suivie bientôt d'une seconde, un peu moins violente à droite. Le fait de la *phlegmatia* double n'est pas très commun, mais n'en est pas meilleur pour cela. Les douleurs de ces phlébites furent terribles et provoquèrent, à diverses reprises, des crises anginiformes, qui faisaient craindre des embolies ou de la thrombose cardiaque. En même temps, les pieds offrirent des symptômes d'arthrite tels que l'on pouvait croire à la venue d'une suppuration, surtout à gauche. Les phlegmatia guérirent cependant, peu à peu, au fur et à mesure que les phénomènes de pelvi péritonite s'amendaient. Les trompes arrivèrent à se débarrasser peu à peu du liquide qui les avaient dilatées énormément et les rendaient si accessibles dans le cul-de-sac de Douglas. L'état général, qui avait été si mauvais et qu'une longue imprégnation par le sublimé et l'onguent napolitain avait sensiblement influencé, devint, peu à peu, assez bon. Seules les jambes restaient impotentes absolument. Cette impotence résultait principalement de l'arthrite des pieds, de la parésie des muscles de la jambe, et du décubitus prolongé. Les pieds, presque ankylosés, étaient *équins*.

Au mois de septembre, l'état général étant assez bon, le petit bassin n'étant presque plus douloureux, je pris la détermination assez grave, je le reconnais, d'envoyer Mme X., à Ax, alors qu'Ussat paraissait beaucoup mieux indiqué. L'impotence des membres inférieurs fixa mon choix. Le traitement fut poussé avec une extrême prudence. Un bain Pilhes fut ordonné pendant plusieurs jours et très bien supporté, sans rappel de douleurs d'aucune sorte.

L'excellente douche Tivoli du Couloubret, fut ensuite administrée à bonne température, en insistant sur les membres inférieurs. L'effet résolutif sur

le petit bassin, tonique sur les muscles et les jointures de la jambe et du pied fut bientôt manifeste.
La petite voiture put être supprimée ; la malade, vers
le vingtième jour, put traverser la promenade pour
se rendre au bain ou à la douche. Le séjour se pro-
longea au-delà d'un mois. On peut dire que le système utérin fut complètement guéri après la saison.
Les pieds équins n'existaient presque plus, mais ils
restèrent encore assez raides et les promenades ne
pouvaient être que très courtes. Il ne fut plus question, bien entendu, d'opération gynécologique.

En 1893, la malade revint à Ax. La promenade
était facile, mais il ne fallait pas qu'elle se prolon-
geât outre mesure. Les bains de Jeanne d'Albret, le
bain Fort, les petites et grandes douches thermales
furent successivement administrées. Comme état
local utérin, on constate seulement un col allongé,
avec un certain degré d'atrésie. C'est un fait plutôt
naturel à la malade qu'à la maladie. Absolument
rien dans les culs-de-sac, l'utérus a récupéré une
mobilité suffisante. Quant aux trompes, il n'en est
plus question et encore moins pour les réséquer. La
malade quitte la station pleine de santé, marchant
avec aisance et facilité. Elle se porte mieux qu'étant
jeune fille et la famille ne redoute plus qu'une chose,
une maternité trop prompte.

Nous avons toujours suivi cette jeune femme
depuis cette époque et elle a fait encore quelques
cures thermales à Ussat, à Ax et à Biarritz salin. La
maternité ne venant pas, un spécialiste pratiqua un
curettage, sous couleur d'endometrite. La maternité
toujours attendue ne s'est pas produite. La salpingite
double est pour la femme ce qu'est l'orchite double
pour l'homme, le plus souvent. La santé reste excellente, mais le *gonocoque* a fait probablement son
œuvre habituelle et définitive.

XXI

Rhumatisme chronique déformant.—Amyotrophies. — Cures thermales antérieures inefficaces. — Saison à Ax. — Arrêt du processus. — Grande amélioration. — Déviation de la diathèse.

10 juillet 1900.

Mme X. habite Paris et a joui jusqu'à l'âge de 35 ans d'une bonne santé. Elle ne l'a même pas assez ménagée, commettant toutes les imprudences, prenant, d'une façon plus ou moins opportune, des bains froids, des douches, allant passer la période des chaleurs sur les côtes de la Mer du Nord. En 1896, des douleurs erratiques commencèrent à se manifester un peu partout. Je dois dire que quelques chagrins intervinrent comme agent provocateur déprimant. Elle n'a pas d'enfants. Malgré tous les traitements pharmaceutiques, le processus arthritique progressa et ne tarda pas à se montrer sous sa forme véritable de *rhumatisme chronique déformant*. En 1897, première saison à Bourbon-l'Archambault, renouvelée en 1898 et 1899. Entre temps, tous les modificateurs pharmaceutiques sont à peu près inutilement employés : Salicylés, iodiques, arsenicaux, lithine, lycétol, etc. Rien n'arrête le processus qui poursuit lentement mais sûrement sa marche ascendante. En 1900, fatiguée de la médecine ordinaire, Mme X. s'adresse à l'homœopathie et consulte les Drs Jousset et Tessier. Ce dernier ne poursuit pas longtemps ses traitements par globules et dilutions. Il nous adressa Mme X. à Ax, et cette dame nous arrive dans l'état suivant : La marche est, pour ainsi dire, impossible sans un aide vigoureux. La faiblesse des membres inférieurs est non seulement grande, mais elle se complète d'amyotrophie d'autant plus sensible à l'œil qu'elle s'accompagne d'une musculature lombofessière rendue exagérée par suite de l'arthrite double coxo femorale qui existe, avec subluxation, bien plus marquée à gauche où le pli fessier est sensiblement abaissé. On dirait qu'elle est atteinte de luxation congénitale des femurs par le fait de sa démarche autant que par le développement des masses musculaires. Pas de raideurs articulaires, mais si les mouvements passifs sont faciles, les mouvements actifs sont très laborieux et encore plus à gauche qu'à droite. La déviation en dehors, des doigts et des orteils est aussi complète que possible. Il y a de l'ostéoarthrite des poignets. La préhension est impossible. On voit que le tableau est assez chargé. Voici le résumé succinct d'une analyse d'urines très complète, récemment faite par M. Gautrelet, l'excellent chimiste biologiste que l'on connait. Il y a augmentation absolue de l'acidité urinaire et relative des chlorures et des urates. Il y a diminution absolue des éléments normaux d'ensemble et relative des phosphates. Présence d'urobiline, de sérine et de peptone.

Le traitement est ainsi institué : après quelques Bains Rigal, Bains Fontan, grande douche chaude suivie de massage général dans le lit, où la malade séjourne 2 à 3 heures ; 1 à 2 verres *Eau de Longchamp*, 1 verre *Petite Sulfureuse*. Après 10 Bains Fontan, le Bain *Viguerie* est commencé. Après 20 jours de ce traitement très complet, repos de tout traitement pendant 12 jours. La malade est d'ailleurs très fatiguée. Au bout de quelques jours de cessation de la cure, malgré la lassitude générale, la malade commence à marcher beaucoup plus facilement et peut se rendre de son hôtel au Bain *Viguerie*, ce que, certes, elle n'aurait pu faire en arrivant. Elle termine la cure par 12 journées de traitement complet, grande douche, massage, Viguerie, Petite Sulfureuse, Longchamp, qu'elle supporte très allègrement. Elle arrive à monter et descendre un escalier, opération qu'il lui était impossible d'exécuter. Elle circule en ville, elle va à la promenade, chez le docteur. Non seulement le processus semble arrêté, mais il y a recul positif de la diathèse. M. X. vient chercher sa femme et part enchanté du résultat obtenu après un séjour de 45 jours et deux cures espacées par deux septenaires de repos. Je conseille de faire jouer les muscles et les jointures dans la mesure du possible et de faire, au moyen des *exerciseurs* en caoutchouc, de la gymnastique de chambre. Dans l'hiver Mme X. devra prendre quelques séries espacées de bains de chaleur sèche (par briques portées à de hautes températures), le système des lampes Dowsing (1) n'existant pas encore à Paris. Elle fera au printemps l'essai des bains iodés, très actifs, *Lamau.*

En juillet 1901, Mme X., revient à Ax. Il y a certainement un arrêt complet dans l'évolution de la maladie, il y a même retrocession, peut-on dire ; car Mme X., fait jouer ses jointures infiniment mieux, marche sans trop de gêne, mais n'a pas assez d'énergie pour faire un exercice suffisant. La diathèse arthritique dévie aussi, semble-t-il, délaissant l'appareil de la locomotion pour se porter sur les voies respiratoires. Dans le courant de l'année elle a eu quelques crises *asthmatiformes,* modalité nouvelle de l'auto intoxication, résultat inévitable de la viciation des mutations organiques. Mme X., fait cette

---

(1) Le système de bains de chaleur sèche, système *Dowsing,* devrait être ajouté à notre outillage déjà si important, pour commencer à modifier certains états locaux qui bénéficieraient ensuite d'autant mieux de la cure thermale. Nous reviendrons sur cette importante question.

fois une simple cure de 25 jours, sans incidents. Elle fait plus d'exercice qu'à Paris et part très satisfaite.

L'hiver 1901-1902 se passe d'abord assez bien. Mme X. reprend des bains de vapeur sèche, des bains iodés Lamau, mais vers la fin elle est prise de bronchite assez sérieuse avec crises plus fortes d'asthme. On la traite par les moyens appropriés et entr'autres par la teinture de lobélie et l'arrhénal. La bronchite s'éternise, la malade s'amaigrit ; presque tous les soirs, l'oppression est forte et des calmants sont nécessaires. Les choses restent à peu près dans l'état, mais les promenades ayant été presque supprimées, le processus arthritique reprend un peu et son médecin l'envoie dans un de ces nombreux instituts de *mécanothérapie* qui se créent un peu partout. On la traite surtout par la *Vibrothérapie,* les mouvements passifs n'ayant pas été supportés. Ces séances la fatiguent beaucoup. Le résultat le plus clair fut un incident nouveau, c'est-à-dire un épanchement considérable périarticulaire dans le genou droit, remontant jusqu'au tiers du triceps crural et simplement appréciable à gauche. On fut obligé de cesser ces moyens mécaniques qui ont la prétention de remplacer les cures thermales. Celles-ci s'adressent surtout à la vitalité, sont trophiques et dynamogènes. Sans doute l'alliance de la mécanothérapie à la cure thermale peut être utile, mais isolément, ses prétentions doivent être modestes. Le traitement mécanique, de même que le massage qui lui est cependant bien supérieur ne peut que préparer ou compléter une cure thermale qui, seule, est susceptible de modifier la forme et le fond.

Mme X., arrive à Ax fin juin, excessivement fatiguée et amaigrie, toussant encore beaucoup, surtout la nuit. Je la laisse reposer quelques jours et je commence le traitement avec quelque modération dans la prescription. Les moyens employés pour calmer la toux deviennent au bout de peu de jours inutiles. L'appétit se réveille et la cure peut être régulièrement poursuivie par bains, douches, boisson et massage comme les années précédentes. Après 21 jours de traitement effectif, Mme X. repart très consolidée. Les forces sont sensiblement revenues, la marche est grandement plus facile, mais, point important, la toux est *complètement supprimée* et il n'y a pas eu *une seule crise d'asthme !* Mme X. n'a pas eu à regretter d'être venue à Ax malgré le conseil d'un médecin de Paris qui voulait la diriger sur le Mont-Dore. J'ai cependant conseillé pour l'hiver et successivement, les préparations iodiques et arsenicales, mais, suivant le mode ancien, les préparations cacodiliques, quelles qu'elles soint, me paraissant présenter moins d'activité chez les emphysémateux et les asthmatiques que les vulgaires préparations arsenicales.

XXII

Grippe infectieuse. — Bronchite généralisée des plus rebelles. — Tolérance extraordinaire pour l'héroïne. — Ethylisme, nicotisme, intoxications diverses. — Polynévrites, Amyotrophies, Paraplégie complète, Parésie des membres supérieurs. — Grande amélioration après deux saisons.

Juillet 1901.

M. X., 42 ans, habitant les environs de Foix. Il est obligé, de par ses fonctions, à descendre dans les mines. En novembre 1900, il est brusquement pris d'un état gastro intestinal avec hyperthermie, grande dépression, céphalalgie, révélant une infection assez sérieuse, surtout étant donné les habitudes d'intempérance de notre homme. Il se fatigue beaucoup, il boit de même, beaucoup de vin et de nombreux apéritifs ; fume beaucoup.

Au bout de quelques jours, le processus dévie, se manifestant par une bronchite généralisée. Il y a de l'expectoration mais chèrement payée par des quintes de toux aussi tenaces que rebelles aux diverses médications employées. Le sujet déjà maigre s'amaigrit encore, malgré une alimentation de plus en plus substantielle. Je redoute une tuberculisation et je traite successivement mon malade par les phosphates de créosote et le cacodylate de soude. Un jour l'on m'apprend que le malade est pris d'une quinte interminable que rien ne peut calmer. Je donne un tube échantillon de tablettes d'héroïne à un centigramme que je viens de recevoir. Je conseille de donner une demi tablette dans un peu de tisane et si la toux ne se calme pas de donner l'autre moitié, dix minutes après. Le lendemain on m'apprend que le remède a fait merveille et qu'il n'a plus toussé une seule fois. Je trouve le résultat vraiment merveilleux. Je recommande de recommencer l'expérience si la toux reparaît. J'apprends alors, avec stupéfaction, qu'au lieu de donner une moitié de tablette puis l'autre moitié, sur une erreur d'interprétation du commissionnaire, on a donné la moitié du tube, soit sept tablettes, soit 7 centigrames et dix minutes après les sept autres tablettes. Il n'y eut pas de narcotisme mais un simple arrêt des quintes qui fut, pour ainsi dire, définitif. Les moyens ordinaires, les préparations créosotées, le cacodylate de soude triomphèrent de la bronchite et du catarrhe mucosopurulent qui s'ensuivit.

Le malade se remettait à peine de sa bronchite que des douleurs très vives surviennent dans les lombes irradiant dans les membres inférieurs et s'accompagnant de faiblesse. En quelques jours, les reflexes musculaires et cutanés disparaissent, la paralysie est complète. Les pieds restent immobiles en position équine. Surviennent également un affaiblissement très grand dans les membres supérieurs, paralysie complète des extenseurs et atrophie rapide des éminences thenar et des interosseux. Notre client descendant dans des mines de plomb, on se demandera si l'intoxication saturnine n'a pas joué un rôle dans le processus observé. Je ne le pense pas, car le saturnisme est très rarement observé chez les ouvriers ; de plus, le malade n'a qu'un travail de simple direction et ne séjourne nullement dans les galeries de mine. L'arsenicisme par suite d'ingestion de cacodylate de soude, a-t-il joué un rôle dans cet incident ? C'est possible, mais je crois plutôt que l'infection du début s'est successivement manifestée par la bronchite et la polynévrite, que celle-ci est simplement de nature infectieuse, bien qu'il y ait lieu, aussi, de tenir compte des intoxications précédentes soit par le plomb, soit par l'arsenic, soit par l'alcool.

Tous les moyens employés en pareille circonstance furent mis en œuvre mais inutilement. Malgré tout, l'impotence continue à être absolue et on arrive à peine à faire tenir le malade dans un fauteuil. Malgré l'état si précaire du malade je propose comme ultime ressource une saison à Ax qui est acceptée. Pour prendre contact avec les eaux je débute par quelques bains Astrié et quelques verres d'eau bleue alternés avec Saint-Roch. Malgré la difficulté de la mise au bain qui rappelle assez une mise au tombeau, le bain est bien supporté et est agréable au malade malgré la température plus élevée que d'habitude qui est nécessaire. Au bout de quelques jours, je fais doucher mon client étendu sur une banquette et j'alterne la douche avec le bain Viguerie qui est supporté hyperthermal pour l'agrément du malade. Successivement et de lui-même le malade se fait administrer la douche à la température vraiment incroyable de 50°. Ceci indique à quel degré d'anesthésie était arrivé mon client qui sort cependant de la douche rouge comme un homard, mais satisfait. Le doucheur était incommodé par une telle thermalité. Au bout de 25 jours, les bras avaient pris assez de forces pour permettre l'essai de béquilles et grâce à elles la possibilité de faire quelques pas. Satisfait d'un tel résultat, je renvoie mon malade à la campagne et je lui conseille de s'exercer dans la mesure du possible et de faire la rééducation de ces muscles qui paraissent vouloir se ranimer. Je l'ajourne au mois de septembre pour une deuxième saison. L'amélioration se poursuit pendant les 40 jours d'éloignement de la station. Le traitement est repris cette fois avec beaucoup plus d'aisance et je conseille plus de modération dans l'administration des douches que le malade veut toujours à pleins jets et hyperthermales. Les progrès se font sentir tous les jours, peut-on dire. Tous les jours, mon client, fait des promenades avec des béquilles et il passe ses soirées au café pour se distraire. C'est pour ainsi dire une vie nouvelle qui recommence. Au bout de 20 jours de traitement non interrompu, deux cannes sont suffisantes. Les muscles se refont. Un mois après M. X., reprenait ses fonctions, mais à titre sédentaire, bien entendu, c'est-à-dire dans son bureau. Une canne suffit pour assurer sa démarche.

XXIII

**Infections et intoxications diverses. —
Troubles nerveux graves consécutifs.
Grande amélioration après deux cures.
Rechute. Cure nouvelle et nouvelle amé-
lioration.**

17 Juillet 1900.

M. X., est un capitaine au long cours, âgé de
45 ans, d'une constitution native très robuste. Il
voyage presque sans interruption depuis l'âge de
12 ans. Toutes les infections et intoxications provoquées par la vie de bord et le séjour dans les pays
chauds les plus variés et les plus malsains, ont successivement atteint M. X. Il a eu les fièvres sous
toutes les longitudes. L'impaludisme se traduit toujours par un gonflement sensible du foie et de la
rate. S'il n'a pas eu la syphilis (?) il a eu, à de nombreuses reprises, ces coliques sèches qui sont un
incident ordinaire de l'existence des marins à longue
traversée, ce qui est le cas de M. X., qui ne voyage
que sur des bateaux de commerce à voile. On sait
que l'agent reconnu pour être la cause univoque de
de ce symptôme, c'est l'intoxication plombique, qui
trouve dans les nécessités de la vie de bord des ori-
gines multiples. Il y a quelques mois, à La Rochelle,
M. X., est pris d'une attaque sérieuse d'influenza.

Déjà infecté et intoxiqué il devient une proie de choix pour l'infection grippale qui vient se surajouter. Aux douleurs de pseudo-rhumatisme infectieux succèdent des polynévrites périphériques et sur avis de M. le professeur Pitres, M. X. arrive à Ax, avec cette annotation du savant neuropathologiste : *hemi-acro-paresthésie : Incoordination, vertiges, pas de paralysie motrice appréciable, diminution sensible des réflexes, impuissance complète.*

La rubrique n'était pas, comme on voit, des plus encourageantes. L'aspect du malade était encore moins engageant. Mais c'est un homme énergique, que la neurasthénie n'effleure même pas. Il veut guérir et recommencer ses campagnes de mer. L'analyse des urines concorde avec des antécédents si chargés. Il y a de la *polyurie* (2,300^{cc}) avec *azoturie, chlorurie* et présence d'*indican* et d'*urobiline.*

J'institue le traitement par les Bains du Couloubret, la grande douche chaude sulfureuse ; l'Eau du Bain Fort et Saint-Roch, sont données comme boisson. Massage général après la douche. Après avoir pris les Bains *Pilhes, Jeanne d'Albret, Bain Fort,* j'envoie mon client au bain *Viguerie* qu'il supporte à une température assez élevée ce qui le rend encore plus actif. Avec un traitement aussi énergique, je surveille la fonction intestinale, très paresseuse et après l'avoir actionnée par quelques moyens appropriés j'ordonne la douche ascendante. C'est un agent merveilleux de désintoxication, si elle est méthodiquement employée, car elle réveille la fonction intestinale et secondairement celle de la glande hépatique, antitoxique par excellence et toujours insuffisante chez tous ceux qui, à quelque titre que ce soit, ont été infectés ou intoxiqués, et, le plus souvent, l'un et l'autre.

M. X. supporte fort bien ce traitement thermal si chargé et aussi complet que possible qu'il prolonge même un peu plus que les trois septenaires que l'on ne consent guère à dépasser. S'il se trouve satisfait, il compte faire une seconde saison, fin septembre.

Il revient en effet passer une nouvelle quinzaine et à son départ, en octobre, il repart en trouvant qu'il n'a pas perdu son temps.

24 juillet 1902. M. X. a pu reprendre ses campagnes maritimes après les deux cures de 1900. Sa santé se raffermit très heureusement et les symptômes pénibles d'insensibilité, de faiblesse, d'incoordination motrice de vertiges, d'impuissance même, s'étaient atténués assez pour rendre la vie active très facilement supportable. Malheureusement en novembre 1901, se trouvant en Nouvelle-Calédonie, M. X. est pris de cette maladie bizarre qu'on appelle *dengue* et qu'on pourrait considérer comme une modalité d'influenza, spéciale aux pays d'Orient et qui ne vaut pas mieux que l'autre, tout au contraire. M. X. fut très souffrant. La convalescence fut fertile en incidents. L'affaiblissement et les symptômes précédents reparurent avec un graphique urinaire modifié et aggravé, en ce sens qu'il y eut albuminerie. Voici les conclusions de l'analyse très complète qui nous est remise par le malade, et qui datée du 10 juillet 1902 fut exécutée par M. Soenen, pharmacien-chimiste très distingué de la Rochelle. Cette urine contient encore une faible quantité d'albumine (0,15 c. par 24 heures) — il y en avait eu beaucoup plus précédemment. Le chiffre de l'urée est très faible 17 gr. 50 au lieu de 24 à 28. L'azote total est supérieur à la normale 18 gr. 50 au lieu de 12 à 14. Aussi ce qu'on appelle le *rapport azoturique* est très faible à 44 %, qui n'est guère que la moitié du rapport normal. Ce rapport peu ordinaire dénonce une élimination incomplète des déchets azotés. Aucun des autres rapports urologiques ne sont normaux, bien que dans de plus faibles proportions. Les phosphates sont en diminution, ainsi que l'acidité (en acide phosphorique). L'indican est en forte quantité, la présence de l'urobiline est facilement constatée. Il n'y a plus la polyurie d'il y a deux ans, le chiffre des 24 heures donne 1720 c. c. qui ne dépasse pas beaucoup la normale.

M. X. a de nouveau consulté le professeur Pitres

qui a décidé l'envoi à Ax. M. X arrive le 24 juillet
et recommence sa cure dans les mêmes conditions
que les précédentes. Après vingt jours de traitement
parfaitement supporté, il repart très satisfait ; il se
propose de refaire comme il y a deux ans, une
seconde cure, dans la seconde quinzaine de septembre. Il est convaincu qu'il pourra recommencer
ses voyages fin octobre. L'événement lui a donné
raison. M. X a refait une seconde cure en septembre
et est reparti, avec la certitude de pouvoir reprendre
la mer.

XXIV

Rhumatisme polyarticulaire aigu se transformant sans arrêt en rhumatisme chronique. Impotence. Incapacité complète de travail. Grande amélioration à la première saison. Guérison à la seconde.

Juillet 1900.

M. X. 38 ans, ouvrier mineur aux mines de Carmaux est envoyé à Ax par le médecin de la Société de Secours mutuels dont il fait partie. Au commencement de l'année 1901 il est pris d'une attaque sévère de rhumatisme polyarticulaire aigu. Malgré les soins les plus méthodiques, la crise aigue se poursuit sans complications autres, pendant deux mois 1/2. Mais si les douleurs s'apaisent, les articulations du cou, de la colonne vertébrale, des épaules, des bras, des membres inférieurs persistent à rester sensibles et surtout de plus en plus raides, malgré tous les traitements institués. M. X. est envoyé à Ax. Il est très amaigri, vouté, l'impotence est presque absolue. Il ne marche qu'avec deux crosses et avec beaucoup de difficulté, étant donné la raideur des bras et l'immobilisation presque complète des épaules. Il prend des bains hyposulfités, des douches Tivoli, à bonne température qu'il arrive à supporter vraiment hyperthermales. Il boit l'eau du Chapelet quatre verres par jour. Il ne va guère que de sa chambre au Bain, de la douche dans son lit. Les jointures se détendent progressivement au bout d'une douzaine de jours et la grande douche hyperthermale est successivement administrée, de plus en plus forte, c'est-à-dire jusqu'au jet en colonne. Au départ, après 20 jours de cure, le malade se tient droit, les jambes et les genoux surtout, toujours froids, se sont réchauffés, les jointures se sont assouplies ; des sueurs locales sont survenues, très bienfaisantes, la nutrition languissante s'est relevée. Bref, le malade marche avec une canne et fait de véritables promenades. L'ensemble de toutes les fonctions, y compris celle de la locomotion s'est rétabli à souhait. Le malade espère descendre de nouveau dans la mine au mois de septembre, si l'état continue à s'améliorer. Je lui conseille de n'en rien faire et comme il a un petit bien, je lui conseille de consacrer ses forces au travail des champs, avec une certaine mesure.

En juillet 1901, M. X. revient à Ax, transformé. L'amélioration continue à s'accentuer. Grâce à une hygiène bien comprise, il a passé la mauvaise saison, sans un jour de maladie. Il a travaillé ses terres sans arrêt. Il fait un nouveau séjour de 15 jours et repart, sans avoir éprouvé le moindre éveil de douleur, ce qui est un bon signe. Complètement remis, M. X. a repris son travail de mine et n'a pas eu, à son passif, un jour de maladie. Il est revenu en 1902 et compte revenir chaque année pour empêcher la diathèse si bien assoupie, de se réveiller.

XXV

Rhumatisme chronique déformant au début. Arrêt complet du processus après trois cures.

20 août 1900. Madame X. habite les environs de Foix. Je la connais depuis longtemps sans lui avoir jamais donné de soins. C'est une femme de 34 ans, d'une complexion délicate, à teint terreux, presque subictérique avec une peau fonctionnant mal, dénotant un état permanent d'auto intoxication et d'insuffisance hépatique. Cette dame se trouvant fatiguée va passer quelques mois dans sa famille, dans les environs de Lavelanet et commence à souffrir de malaises généraux, de sensibilité dans les pieds et les mains, de gêne générale dans les articulations, mais sans grande douleur. Eloignée de tout secours médical, elle emploie les quelques moyens usités dans la médecine domestique, mais sans le moindre résultat. Des semaines se passent ainsi. Elle s'aperçoit que toutes les jointures des pieds et des mains ont une tendance à se déformer et à se dévier, qu'il se forme autour, des nodosités. La marche est devenue très pénible, l'usage des mains est difficile. Elle se décide à aller trouver le Dr Baïlle à Lavelanet, lequel sans hésiter, reconnaît un rhumatisme chronique déformant avec nodosités d'Heberden. Il con-

seille l'envoi immédiat aux Bains de Rennes. Le conseil était certes parfaitement judicieux et le Dr Gauchery, stagiaire des Eaux Minérales, de l'Académie de Médecine, dans ses excellents rapports sur les Eaux de l'Aude et de l'Ariège, a montré l'efficacité des eaux de Rennes que n'explique certes pas l'agrégat minéralisateur. Madame X. ayant dit qu'elle rentrait chez elle et qu'il lui serait plus commode de se rendre à Ax, si ces eaux pouvaient lui procurer le même bénéfice, le Dr Baïlle s'empressa d'accéder à ce désir d'ailleurs si rationnel et nous l'adressa.

Chez Mme X., dont le physiologisme général de toutes les fonctions est faible, un traitement hydro-minéral vraiment *trophique* était nécessaire. Après quelques bains *Boulié* et quelques douches *Tivoli*, à bonnes températures, le Bain *Viguerie*, la grande douche sulfureuse chaude, l'eau de Saint-Roch, le massage général, quelques douches ascendantes, sont conseillées. La cure se poursuit 20 jours, sans le moindre incident et sans fatigue. Mme X marche beaucoup mieux et fait de véritables promenades, s'appuyant simplement sur une ombrelle. Les fonctions digestives suractivées font merveille, l'appétit n'a jamais été meilleur et le teint s'est éclairci singulièrement. Quand le mari vient chercher sa femme il est étonné de la transformation opérée. L'amélioration se continue après la cure et Mme X. passe une très bonne année et mène, sur mon conseil, une vie plus active. Nous avons soin d'activer, par les moyens ordinaires, toutes les fonctions de la nutrition, ainsi que celles de la peau qui fonctionnait d'ailleurs très mal. On peut affirmer que le processus, si redoutable, de rhumatisme chronique, a été enrayé. Mme X. fait, bien entendu, une cure en 1901 et 1902, supporte un traitement intensif sans broncher. Elle a pris du teint et un léger enbonpoint. La rétrocession du rhumatisme a marché de pair avec celle de l'état permanent d'auto-intoxication.

XXVI

Sciatique rebelle. Du choix d'une station.
Incidents de cure. Complète guérison.

Fin juin 1898, un monsieur m'écrit du fond de la
Somme que sa femme est atteinte d'une sciatique des
plus douloureuses, que cette sciatique a résisté
depuis 4 mois à tous les traitements, ce que je pense
d'une cure aux Eaux d'Ax. Je m'empresse de répon-
dre, connaissant l'incertitude de la cure des sciatiques
en général, que, vu l'éloignement, je n'ose prendre la
responsabilité d'un déplacement aussi considérable,
qu'on pourrait commencer par une cure aux eaux si
voisines de *St-Amand* et dans le cas de résultat
incomplet, aller à *Néris*, station de choix pour la
névropathie et la douleur, présentant l'immense
avantage d'être beaucoup plus rapprochée de la
Somme que les Pyrénées. De pareils conseils devraient
toujours être donnés aux clients, en semblables occu-
rences et trop souvent les médecins de Paris et d'ailleurs manquent à ce devoir vraiment primordial.
Tout récemment, un client qui se trouvait très bien
des Eaux d'Ax et, par hasard à Paris, eut l'idée de
consulter, ce qu'on est convenu d'appeler un prince
de la Science, pour une diathèse spéciale, dans
laquelle les eaux des Pyrénées, Cauterets, Barèges,
Luchon, comme Ax, font merveille. Sans crainte
d'infliger au client un déplacement d'autant plus
pénible que sa famille venait à Ax, le grand praticien

laissa tomber de sa plume ce verdict : URIAGE ! Le conseil devait être d'autant plus suivi qu'il coûtait plus cher et le client est allé à Uriage, faisant perdre à Ax un client qui sera, j'en suis sûr, plus fidèle pour les années suivantes.

Je continue. Sans attendre ma réponse, ma sciatique arrive, dans d'assez mauvaises conditions. La marche est pénible, il faut une canne et l'appui du mari. Le sujet est une congestive pléthorique très névropathique et je prends, sans enthousiasme, charge de la cure. J'institue le traitement le plus bénin par les bains sédatifs du Couloubret et la douche Tivoli. Je reste très prudent sur le chapitre minéralisation, thermalité, percussion. Les trois premiers jours se passent assez bien. J'ordonne une séance de massage léger qui est accepté avec conviction et subi sans malaise. La nuit suivante, retour suraigu de la douleur, état névropathique épouvantable. La malade veut repartir par le premier train mais, heureusement, est incapable de bouger. Je confesse que le spectacle n'était pas gai, ni pour l'époux ni pour le docteur et que le départ, interdit pour l'honneur de la profession, n'aurait pas été autrement désagréable. J'institue les traitements usités en pareil cas et je fais pour le mieux ce qui n'est pas toujours assez. En passant, j'ajoute que le salicylate de méthyle, sur lequel je fondais des espérances, que le produit mérite d'ailleurs, fut absolument insupportable à la malade de par son odeur et que je sus résister à la demande de piqures de morphine, moyen commode à la condition de se débarrasser du malade par un départ. En pareil cas, l'incertitude du diagnostic vient toujours se surajouter à celle du traitement. N'y avait-il que de la névralgie ? N'y avait-il pas névrite ? L'assymétrie des membres inférieurs était aussi patente que possible par les masses musculaires, atrophiées du côté malade, — 4 mois d'impotence à peu près complète — par un abaissement très significatif du pli fessier. Malgré l'âge de la malade, 42 ans, ne se trouvait-on pas déjà en présence du *malum coxæ senilis* ? Cruelle énigme ! L'orage s'apaise et la cliente redevient balnéable. Après un essai nouveau de bains et douches qui sont très bien supportés, je reprends le massage avec prudence et, cette fois, il est continué, sans réaction pénible d'aucune sorte. La confiance et l'espoir renaissent. Madame X. marche beaucoup mieux et réclame des douches à pression plus forte. La douche prise le matin est suivie du massage et les bains du Couloubret sont continués le soir, sans repos, étant agréables et bien supportés. Toute douleur a disparu et le membre impotent reprend, tous les jours, un supplément de force. A son départ, après 26 jours d'un traitement aussi intensif que possible, Mme X. reprend le chemin de la Somme, *complètement* guérie de sa sciatique, et enchantée de sa cure. J'oubliai de dire que la ville habitée est au bord de la mer, à l'estuaire d'une rivière à alluvions immenses, successivement couverts et découverts ; les fièvres intermittentes y règnent comme dans certains endroits de la Loire-Inférieure et des Charentes. Je m'étais demandé si la névralge sciatique n'était pas aussi le fait de la *malaria*. La cure parfaite opérée par les Eaux du Couloubret me donne à penser que Madame X. était une *utérine*, sans localisation spéciale, doublée de pléthore abdominale et d'un état névropathique antécédant et persistant.

Septembre 1902. Sauf l'année de l'Exposition, Mme X. est revenue chaque année à Ax.

La sciatique n'a jamais reparu, mais elle prétend que la cure thermale agit à souhait pour sa santé générale, que l'hiver 1901 qui a suivi l'Exposition a été bien plus mauvais pour elle, par suite d'une série de rhumes et de reprises de douleurs erratiques. Elle compte revenir chaque année jusqu'à la fin tout au moins des accidents possibles de la ménaupose, période qu'elle est en train de subir. Elle a fait de l'apostolat pour les Eaux d'Ax et a décidé plusieurs de ses compatriotes à venir à Ax, leur ayant démontré que les Eaux d'Ax valent le voyage.

Foix. — Imprimerie Gadrat aîné. 2601.

www.ingramcontent.com/pod-product-compliance
Ingram Content Group UK Ltd.
Pitfield, Milton Keynes, MK11 3LW, UK
UKHW022328070726
13614UKWH00003B/1001